中国医学临床百家

郭 斌／著

牙残冠残根诊疗 郭斌 2019 观点

科学技术文献出版社
SCIENTIFIC AND TECHNICAL DOCUMENTATION PRESS

·北京·

图书在版编目（CIP）数据

牙残冠残根诊疗郭斌2019观点 / 郭斌著. —北京：科学技术文献出版社，
2019. 7（2020. 10重印）

ISBN 978-7-5189-4778-2

Ⅰ. ①牙… Ⅱ. ①郭… Ⅲ. ①牙—缺失—修复术 Ⅳ. ① R783.3

中国版本图书馆 CIP 数据核字（2018）第 200983 号

牙残冠残根诊疗郭斌2019观点

策划编辑: 李 丹 责任编辑: 巨娟梅 李 丹 责任校对: 张吲哚 责任出版: 张志平

出 版 者	科学技术文献出版社
地 址	北京市复兴路15号 邮编 100038
编 务 部	（010）58882938，58882087（传真）
发 行 部	（010）58882868，58882870（传真）
邮 购 部	（010）58882873
官方网址	www.stdp.com.cn
发 行 者	科学技术文献出版社发行 全国各地新华书店经销
印 刷 者	北京虎彩文化传播有限公司
版 次	2019 年 7 月第 1 版 2020 年 10 月第 2 次印刷
开 本	710×1000 1/16
字 数	78千
印 张	8.75
书 号	ISBN 978-7-5189-4778-2
定 价	78.00元

序
Foreword

韩启德

欧洲文艺复兴后，以维萨利发表《人体构造》为标志，现代医学不断发展，特别是从 19 世纪末开始，随着科学技术成果大量应用于医学，现代医学发展日新月异，发生了根本性的变化。

在过去的一个世纪里，我国现代化进程加快，现代医学也急起直追。但由于启程晚，经济社会发展落后，在相当长的时期里，我国的现代医学远远落后于发达国家。记得 20 世纪 50 年代，我虽然生活在上海这个最发达的城市里，但是母亲做子宫切除术还要到全市最高级的医院才能完成；我患猩红热继发严重风湿性心包炎，只在最严重昏迷时用过一点青霉素。20 世纪 60—70 年代，我从上海第一医学院毕业后到陕西农村基层工作，在很多时候还只能靠"一根针，一把草"治病。但是改革开放仅仅 30 多年，我国现代医学的发展水平已经接近发达国家。可以说，世界上所有先进的诊疗方法，中国的医生都能做，有的还做得更好。更为可喜的是，近年来我国医学界开始取得越来越多的原创性成果，在某些点上已经处于世界领先地位。中国医生已经不再盲从发达国家的疾病诊疗指南，而能根据我们自己的经验和发现，根据我国自己的实际情况制定临床标准和规范。我们越来越有自己的东西了。

要把我们"自己的东西"扩展开来，要获得越来越多"自己的东西"，就必须加强学术交流。我们一直非常重视与国外的学术交流，第一时间掌握国外学术动向，越来越多地参与国际学术会议，有了"自己的东西"也总是要在国外著名刊物去发表。但与此同时，我们更需要重视国内的学术交流，第一时间把自己的创新成果和可贵的经验传播给国内同行，不仅为加强学术互动，促进学术发展，更为学术成果的推广和应用，推动我国医学事业发展。

我国医学发展很不平衡，经济发达地区与落后地区之间差别巨大，先进医疗技术往往只有在大城市、大医院才能开展。在这种情况下，更需要采取有效方式，把现代医学的最新进展以及我国自己的研究成果和先进经验广泛传播开去。

基于以上考虑，科学技术文献出版社精心策划出版《中国医学临床百家》丛书。每本书涵盖一种或一类疾病，由该疾病领域领军专家撰写，重点介绍学术发展历史和最新研究进展，并提供具体临床实践指导。临床疾病上千种，丛书拟以每年百种以上规模持续出版，高时效性地整体展示我国临床研究和实践的最高水平，不能不说是一个重大和艰难的任务。

我浏览了丛书中已经完稿的几本书，感觉都写得很好，既全面阐述有关疾病的基本知识及其来龙去脉，又介绍疾病的最新进展，包括笔者本人及其团队的创新性观点和临床经验，学风严谨，内容深入浅出。相信每一本都保持这样质量的书定会受到医学界的欢迎，成为我国又一项成功的优秀出版工程。

《中国医学临床百家》丛书出版工程的启动，是我国现代医学百年进步的标志，也必将对我国临床医学发展起到积极的推动作用。衷心希望《中国医学临床百家》丛书的出版取得圆满成功！

是为序。

作者简介
Author introduction

　　郭斌，女，中共党员，教授，主任医师，博士生导师，中央军委保健会诊专家，解放军医学院教学指导委员会委员。现任中国人民解放军总医院口腔医学中心主任。兼任国务院学位委员会学科评议组成员，国际牙医师学院院士，国际牙科研究协会（IADR）会员，中华口腔医学会常务理事，中华口腔医学会老年口腔医学专业委员会常务委员，中华口腔医学会口腔急诊专业委员会常务委员，北京口腔医学会常务理事，北京口腔医学会口腔全科专业委员会副主任委员，北京口腔医学会老年口腔专业委员会副主任委员。

　　研究方向为口腔疾病的综合防治及促进全身健康的研究、老年人残冠残根的保存治疗及重建咬殆、前牙的美容修复。

　　承担973课题前期项目、863课题子项目、国家自然科学基金、省部级重点科技攻关项目等课题18项。发表学术论文106篇，SCI收录27篇（第一作者），Medline收录38篇（第一作者）。参编专著16部，参编研究生、本科生口腔医学规范化教材各1部。实用新型专利授权一项。

获得教育部科技成果一等奖两项，四川省科技进步一等奖一项，解放军总医院教学技能竞赛二等奖一项，作为负责人带领团队获全军教学成果二等奖。

培养博士后2人，博士7人，硕士23人。荣获四川省优秀青年教师、国家级住院医师规范化培训基地优秀负责人、北京"三百"住培优秀个人。荣获"优秀共产党员""优秀基层干部"称号。

前 言
Preface

随着现代社会经济发展，物质生活水平的不断提高，在口腔疾病的诊治过程中，越来越多的人要求保存患牙。而口腔新技术、新材料的发展与应用，使多数以前认为不能保留的患牙经过完善的检查、诊断与治疗得以保存。

残冠残根是在各年龄段人群中较为常见的一类严重的牙齿硬组织缺损，保留残冠残根具有以下几点意义。

（1）可以承受一定的咀嚼压力

保留残冠残根其牙周膜组织依然存在，可以发挥正常作用，牙周膜不仅能缓冲牙齿所受到的压力，将其转变成牵引力，均匀地分布在牙槽骨表面，而且牙周膜中的压觉感受器还能将接收到的力学信号转变为电信号传递到中枢神经系统，对咬𬌗力起到反射性的调控作用。

（2）触觉感受基本正常

由于牙周膜组织中的神经大部分是本体感觉神经，主要功能是触觉和深压觉，在咀嚼食物时，患牙可通过灵敏的触觉感受器感知食物的各种物理性质。

（3）延缓患牙牙槽骨的吸收

牙槽骨是人体最易发生变化的骨组织，当受到咀嚼等生理功能刺激时，刺激信号能通过牙周膜传导到牙槽骨，促使牙槽骨组织发生改建，特别是当患牙经受到垂直向的压力，通过牙周膜的转换，以拉力方式作用于牙槽骨，从而使牙槽骨骨小梁有所增加，骨组织较致密。反之，如果缺乏这种生理性的功能刺激，牙槽骨将发生废用性萎缩，骨小梁变细，小骨髓腔宽大，甚至是骨吸收。

（4）维护牙列形态位置的稳定

及时治疗并修复完善的残冠残根，可以恢复良好的邻接关系，从而防止邻牙的倾斜、松动和移位，同时与对颌牙保持接触关系可以防止对颌牙伸长。

（5）有助于患者的心理健康

残冠残根尤其是发生在前牙区的残冠残根，不仅影响正常的口腔生理功能，而且会导致面容苍老、发音不准、口腔漏气，给患者造成很大的心理障碍，直接或间接影响其生活工作。

本书从残冠残根的病因、辅助诊断、根管治疗、后期修复、显微根尖外科手术、牙周与正畸治疗、预后方面较为系统地总结了近年来残冠残根保存治疗的研究进展与临床应用。然而，由于本书是笔者与团队在繁重的临床工作之余完成，难免存在许多不足和遗憾，恳请各位读者在阅读本书的时候不吝赐教，您的宝贵意见将是我们努力工作的动力，也将促进本书未来版本的完善。

郭斌

目 录
Contents

残冠残根病因研究新进展

残冠残根是指口腔中由不同原因所致的牙体缺损病变：牙齿因龋坏等因素引起牙冠大部分缺失称为残冠；当牙冠基本缺失，仅剩牙根时，就被称为残根。其主要特征为牙体缺损严重，通常已累及牙髓组织，治疗不及时者还常伴有根尖周病变。导致残冠残根发生的原因可分为 3 类：①细菌性感染，其导致的龋病、牙髓根尖周病，可造成牙体组织缺损，从而带来残冠残根的后果。②外伤性折断，牙外伤导致牙体折裂，可造成直接损伤，形成残冠残根。③不良修复，其可能引起邻牙龋坏、牙体受力不平衡、应力集中，病损进展，最终可发展为残冠残根。因缺损程度有所不同，残冠残根修复治疗的方法也有所不同，但治疗的基本原则都是尽最大努力保存患牙。

1. 细菌性感染致龋

（1）龋病

细菌性感染可导致龋病的发生。龋齿是一种由口腔中多种因素复合作用所导致的牙齿硬组织进行性病损，表现为无机质脱矿和有机质分解，随病程发展而从色泽改变到形成实质性病损的演变过程。现代病因学认为，龋病的发生过程主要受四联因素影响，包括宿主、微生物、食物和时间。龋病可以继发牙髓炎和根尖周炎，甚至能引起牙槽骨和颌骨炎症。龋齿的继发感染可以形成病灶，导致或加重关节炎、心内膜炎、慢性肾炎及多种眼病等全身其他疾病。

龋病的好发部位与食物是否容易滞留有密切关系，牙齿表面一些不易得到清洁、细菌及食物残屑易于滞留的场所，菌斑积聚较多，容易导致龋病的发生，这些部位就是龋病好发部位，包括：①窝沟，牙齿的窝沟是牙齿发育和矿化过程中遗留的一种缺陷，也是龋病的首要发病部位。②牙齿邻接面，邻接面的龋病发病率仅次于窝沟，一般为邻面接触区破坏或牙间乳头萎缩导致食物嵌塞所致。③牙颈部，位于牙釉质与牙本质的交界部位，利于滞留食物和细菌，也是牙体组织的一个薄弱环节，尤其是牙釉质与牙骨质未接触，牙本质直接外露时更容易发生龋坏。常见的龋病好发部位与种类有后牙𬌗面窝沟龋、磨牙颊面沟龋、牙颈部龋、后牙邻面龋、因阻生齿而致的邻面龋、前牙舌面窝龋、前牙邻面龋等。由于不同牙齿解剖形态和生长部位的不同特点，龋病在各牙的发生率存在着差别，大量流行病学调查资料表明，龋病的牙位分布是左右侧基本对称，下颌多于上颌，后牙多于前牙，下颌前牙患龋率最低。

临床上可见龋齿有色、形、质的变化，而以质变为主，色、形变化是质变的结果，随着病程的发展，病变由牙釉质进入牙本质，组织不断被破坏、崩解而逐渐形成龋洞，临床上常根据龋坏程度分为浅龋、中龋、深龋 3 个阶段。

①浅龋：亦称釉质龋，龋坏局限于釉质，初期于平滑面表现为脱矿所致的白垩色斑块，以后因着色而呈黄褐色，窝沟处则呈浸墨状弥散，一般无明显龋洞，仅探诊时有粗糙感，后期可出现局限于釉质的浅洞，无自觉症状，探诊也无反应。

②中龋：龋坏已达牙本质浅层，临床检查有明显龋洞，可有探痛，遇外界刺激（如冷、热、甜、酸和食物嵌入等）可出现疼痛反应，当刺激源去除后疼痛立即消失，无自发性痛。

③深龋：龋坏已达牙本质深层，一般表现为大而深的龋洞，或入口小而深层有较为广泛的破坏，对外界刺激反应较中龋为重，但刺激源去除后，仍可立即止痛，无自发性痛。龋坏在 X 线片上呈黑色透射区，对难以确诊者（如邻面龋），可借助 X 线片协助诊断。

龋坏的病变类型可分为慢性龋、急性龋、静止龋、继发龋：①慢性龋一般均进展缓慢，尤其是在成人，多数为慢性，因病程较长，质地较干而软龋较少，此类患者有较长的修复过程，通常洞底均有硬化牙本质层。②急性龋多见于儿童、青少年、孕妇或健康状况不佳者，疗程短而进展快，软龋较多，质地松软，着色也浅，呈浅黄或白垩色，易被挖除，洞底缺乏硬化牙本质层。

③静止龋是由于局部致龋因素被消除，导致龋坏进展非常缓慢或完全停止。④继发性龋多见于龋病治疗过程中龋坏组织未去净化或修复体边缘不密合，形成裂隙，以致再次发生龋坏。

龋齿应以保健预防为主。轻症的龋齿影响咀嚼功能，如龋齿严重且得不到治疗，继续发展则可以引起牙髓病、根尖周病，导致牙体残冠残根的形成及颌骨炎症等并发症，甚至成为口腔病灶，影响全身健康。龋齿是造成儿童牙齿丧失的主要原因，儿童牙齿的早期丧失，不仅妨碍消化功能，还会影响颌面部的正常发育。

（2）牙髓病和根尖周病

牙髓病和根尖周病是多因素交互作用所致的、病理机制非常复杂的病损，其发病机制尚不完全清楚，目前认为引起牙髓病和根尖周病的主要原因有细菌感染、物理化学刺激及免疫反应。其中细菌感染是导致牙髓病和根尖周病的主要病因，根管和根尖周的感染是以厌氧菌为主的混合感染，还有少量兼性厌氧菌和需氧菌，炎症牙髓中细菌检出率高、数量大，专性厌氧菌是优势菌，以革兰阴性菌为主。

在正常情况下，牙髓位于密闭的髓腔内，牙髓中的血管、神经和淋巴管通过根尖孔与根尖部的牙周组织相连通。由于龋病、磨损、创伤或医源性因素等导致釉质或牙骨质完整性遭到破坏时，牙本质甚至牙髓会暴露于口腔引起牙髓感染。引发牙髓感染的途径主要包括暴露的牙本质小管、牙髓暴露、牙周袋途径和血源性感染，根尖周的感染继发于牙髓感染。当釉质或牙骨质的完整性被破坏后，细菌可通过暴露的牙本质小管侵入牙髓，引发牙髓感染。龋病是引起牙髓感染的最常见原因，除此之外，还有楔状缺损、磨损、牙体发育畸形等。龋病、牙折、楔状缺损、磨损、牙隐裂及治疗不当等均可引起牙髓直接暴露于口腔环境，使细菌直接侵入牙髓，牙髓坏死后，根管即成为一个含有多种细菌的感染根管，根管内的细菌可通过根尖孔或侧支根管扩散至根尖周，引起根尖周病变。牙周病发生时，深牙周袋内的细菌可以通过根尖孔或侧支根管侵入牙髓，引起逆行性牙髓炎。受过损伤或病变的组织能将血流中的细菌吸收到自身所在部位，牙髓有代谢障碍或受过损伤，当缺乏有效的血液侧支循环时，继之一过性菌血症，即可导致牙髓感染。

牙髓根尖周病的发生与侵入细菌的毒力、数量及宿主的防御能力有关。细菌产生的有害物质如荚膜、纤毛、胞外小泡、内毒素、酶和代谢产物，可直接毒害组织细胞，或通过引发非特异性免疫炎症反应间接导致组织损伤。

交通事故、运动竞技、暴力斗殴和咀嚼时突然咬到硬物等可导致急性牙外伤，不仅能引起牙髓病变，还可损伤根尖周组织，导致炎症反应。创伤性咬殆、磨牙症、窝洞充填物或冠等修复体过高都可引起慢性咬殆创伤，影响牙髓血供，导致牙髓变性或坏死。温度、电流、激光的刺激也可对牙髓造成损伤，引起牙髓炎症反应。充填材料微渗漏导致继发龋，未采取垫底等保护措施时，充填材料中的单体可能穿过牙本质小管进入牙髓，降低牙髓的修复反应，甚至引起牙髓的病变或坏死。酸蚀剂、粘接剂中的成分可以刺激牙髓，但新型材料一般不会引起牙髓的炎症反应。消毒药物在露髓处封的时间过长可能扩散到根尖孔外，导致化学性或药物性根尖周炎，临床上应注意封药时间。

2. 外伤性折断致龋

牙外伤包括牙周膜的损伤、牙体硬组织的损伤、牙脱位和牙折，牙慢性损伤有磨损、楔状缺损、酸蚀症、牙隐裂、牙根纵裂等。牙外伤可单独发生，也可同时发生，还可并发身体其他部位的损伤，如伴有唇、颊、舌、颈部及鼻外伤。牙外伤牵涉面很广，既有牙本身外伤（包括牙釉质、牙本质、牙髓外伤），还有牙周膜、牙槽骨的外伤，牙全脱位等。牙外伤可引起牙髓坏死、髓腔变窄、牙根外吸收、牙折，都可导致残冠残根的发生。牙折分为：①冠折，包括完全与不完全折断，可形成残冠；②根折，表现为叩痛、松动、龈沟出血，可形成残根；③冠根折，一般断冠难以保留，需去除断冠，因而导致患牙残冠残根结局的发生。磨损是指正常的咀嚼运动之外，高强度、反复的机械摩擦造成的牙体硬组织快速丧失，多由刷牙不当、不良咬𬌗习惯或医源性损伤所致，可导致残冠的形成。

3. 不良修复致龋

许多患者由于不懂口腔修复的常识或贪图省钱或嫌麻烦而接受了设计不科学、制作工艺差的修复体，即不良修复体。这些修复体在临床上常常遇到，或许它起到了一定帮助咀嚼的功能，短期对患者的健康尚无危害，但随着时间的推移，它的危害渐渐显露，主要有以下几个方面：

（1）引起牙齿松动。义齿如果设计不合理，不能分散咬殆力，会使口腔中起到固位作用的天然牙负荷力过大或出现应力集中，超过其本身的代偿潜能，就会迅速引起牙槽骨的吸收，导致牙齿松动。

（2）造成邻牙龋坏。不良修复体往往用细钢丝捆在缺牙两侧的天然牙上，然后用较低劣的材料将缺牙区填满，不能自行取戴，制造者（往往是街头游医）称之为快速镶牙技术。一方面，材料本身就对口腔健康有害；另一方面，充填体与邻牙之间存在着细微的间隙，容易隐藏食物残渣，又无法及时清除，是细菌生长、繁殖的最佳场所，如不及时拆除，很快就会造成邻牙的龋坏。

（3）牙龈炎症。不良修复体的边缘或表面往往很粗糙，容易滞留食物残渣，有利于细菌的积聚、繁殖，长期刺激牙龈，易引起牙龈的慢性炎症。主要症状有牙龈出血、肿胀、黏膜溃烂、口腔有口腔异味，甚至不能咬合食物。特别需要注意的是不良修复体长期刺激口腔组织还可能引起口腔黏膜组织的癌变。

（4）引起颞颌关节紊乱症状。大多数的不良修复体咬殆关系较差，有的甚至没有咬殆接触或仅有部分咬殆接触。口腔长期处于不平衡的咬殆状态，会引起颞颌关节的弹响、疼痛等症状，如得不到及时的改善和纠正，可进一步引起颞颌关节不可逆的损害。

（5）影响美观。不良修复体的色泽、外形与天然牙的协调性往往有很大的差别，义齿的装配反而破坏了口腔的和谐美感。有些不良修复体所采用的材料为自凝塑料，这种材料很容易变色或着色，使义齿变黄、变黑，极其影响佩戴者的美观。

不良修复体的危害甚多，如在口腔中戴用不良修复体应早日拆除。不良修复体长期对余留健康牙体刺激，最终会导致更多残冠残根牙齿的出现。

4. 本章精要

了解残冠残根形成的病因有助于预防残冠残根的发生，并从病因角度选择相应的治疗方案。

本章主要从多方面阐述了造成残冠残根形成的原因，包括细菌性感染、外伤折断和不良修复。细菌性感染是造成牙体疾病最主要的病因，预防牙齿的细菌性感染，可以降低龋病、牙髓根尖周病的发生率，减少残冠残根的出现；外伤折断可分为冠折、根折和冠根折，及时修复折断的患牙，保存残留牙体组织，对咀嚼功能的恢复有重要意义；不良修复体对牙齿的破坏也不容小觑，应及时拆除口内不良修复体，以避免其带来的诸多危害。

参考文献

1. Aas JA，Griffen AL，Dardis SR，et al.Bacteria of dental caries in primary and permanent teeth in children and young adults.J Clin Microbiol，2008，46（4）：1407-1417.

2. Ruby J，Goldner M.Nature of symbiosis in oral disease.J Dent Res，2007，86（1）：8-11.

3. Takahashi N，Nyvad B.The role of bacteria in the caries process: ecological perspectives.J Dent Res，2011，90（3）：294-303.

4. Amano A.Host-parasite interactions in periodontitis: microbial pathogenicity and innate immunity.Periodontol 2000，2010，54（1）：9-14.

5. 周学东，叶玲.实用牙体牙髓病治疗学.2版.北京：人民卫生出版社，2013.

6. 岳松龄.岳松龄现代龋病学.北京：科学技术文献出版社，2009.

7. 樊明文，周学东.卫生部"十二五"规划教材：牙体牙髓病学.4版.北京：人民卫生出版社，2012.

8. Hargreaves KM，Berman LH. Cohen's pathways of the pulp. St.Louis:Elsevier，2011.

9. Headon DJ，Emmal SA，Ferguson BM，et al.Gene defect in ectodermal dysplasia implicates a death domain adapter in development.Nature，2001，414（6866）：913-916.

10. Gomes BP, Jacinto RC, Pinheiro ET, et al.Porphyromonas gingivalis, Porphyromonas endodontalis, Prevotella intermedia and Prevotella nigrescens in endodontic lesions detected by culture and by PCR.Oral Microbiol Immunol, 2005, 20 (4)：211-215.

11. Tomazinho LF, Avila-Campos MJ.Detection of Porphyromonas gingivalis, Porphyromonas endodontalis, Prevotella intermedia, and Prevotella nigrescens in chronic endodontic infection.Oral Surg Oral Med Oral Pathol Oral Radiol Endod, 2007, 103 (2)：285-288.

（袁一方　贾婷婷　郭　斌）

残冠残根影像学检查新进展

影像学检查是残冠残根临床诊疗过程中不可或缺的诊断评估手段，对判断病因、了解病情、指导治疗均具有重要意义。目前残冠残根诊断和治疗中应用最为广泛的影像学检查是根尖片，曲面断层片和锥形束CT（CBCT）可作为残冠残根诊断治疗的有效补充，大大丰富和提高了临床医师诊断决策的全局观及精准性。

近年来，口腔影像学检查方面的进展主要体现在2个方面：口腔影像的数字化；二维图像向三维图像的转化。

5. 口腔医学影像数字化：逐渐演进的历史让诊断更为便利

口腔医学影像学的发展总体可归纳为影像载体从胶片向数字化图像的转化。口腔影像学最早的数字化起源要追溯到1987年法国牙医弗朗西斯（Francis）设计制作并投入临床应用的电子牙片技术（radio visio graphy，RVG），该技术改变了牙片成像原理，省略了拍摄 X 线片后需要进行暗室冲洗等步骤，将获得的电子 X 线片几乎同时传输至椅旁，大大缩短了影像学检查的工作时间。

数字化图像与传统胶片相比较的优势有：①拍摄时操作便捷，同时节约了患者的就诊时间。②放射剂量减低。③后处理技术的应用大大提高了诊断效能（数字成像技术拥有校正功能，数字成像技术软件测量精确度高），亮度灰度对比度具有可调节性，测量的准确性也较高。④方便传输、存储及保存（接入医院影像科室 PACS 系统，存储、调阅方便，能够完整地保存患者的病历资料）。⑤方便远程会诊，为近年来热门的大数据研究及人工智能、机器深度学习提供了大量的影像数据，未来人工智能可以辅助诊断甚至可能取代诊断医师。

二维平片向三维影像的转化：在 20 世纪 90 年代末，口腔领域跨时代的技术——CBCT 出现。1997 年意大利学者发布了第一篇关于 CBCT 三维影像的学术论文，并且第一台由 New Tom 公司生产的 CBCT 投放市场。同期，日本、美国的学者与厂家也纷纷撰写 CBCT 相关论文和发布 CBCT 样机。CBCT 可以说是口腔颌面放射学发展史上的里程碑，把模拟的图像变为数字化，自此口腔医学影像学从二维进入了三维时代。口腔医学影像三维时代的到来，也正是在口腔医学影像数字化的基础上实现的。由此不难看出，口腔医学影像数字化是口腔颌面放射学发展史上的重要组成部分。

6. 残冠残根诊疗影像学手段——最常用的根尖片投照技术

根尖片（panoramic radiography），是显示牙全貌和根尖周围牙槽骨情况的口内 X 线检查片，是目前残冠残根诊疗中最常用的影像学检查手段。

（1）根尖片投照技术工作原理

根尖片的投照技术包括 2 种：分角线投照技术和平行投照技术。后者相较于前者而言在技术上保证了投照的相对准确性和可重复性，但因其拍摄时必须使用持片夹和定位指示装置，且消毒不严格易导致交叉感染；另外，对于儿童、腭顶较低、张口受限和咬𬌗异常的患者，可能会因无法放置持片装置而导致拍摄失败，因而门诊量较大的口腔医疗机构日常诊疗中多采用操作简便的根尖片分角线投照技术。

（2）根尖片投照技术的优点

①多数口腔医疗单位均有牙科 X 线机，费用低廉，易拍摄。

②根尖片辐射剂量小。

（3）根尖片投照技术的固有缺陷

①根尖片影像投照技术为二维影像反映三维的立体牙齿，使得颊腭向的双根或双根管重叠显示为单根管影像。

②图像变形失真，使得牙齿影像放大或缩小。

③解剖噪声。

④随访病例2次不同时间所拍摄X线片的可重复性差（尤其是分角线投照技术）。

（4）合格根尖片的评判标准

①牙冠边缘留2～4mm的空距，不切空，目标牙位于图像中心，显示牙根全长及根尖周至少2mm范围的骨质。

②曝光条件合适，影像对比度好、清晰锐利，能够清晰显示牙、牙周膜、骨硬板及骨小梁等结构。

③投照垂直角、水平角准确，被照牙不过长、不过短、与邻牙不重叠。

④无划痕、伪影和污点。

（5）根尖片在残冠残根诊断治疗中的应用

根尖片是牙体牙髓科临床上应用最为广泛的影像学检查手段，对于术前诊断及治疗计划的制定具有十分重要的指导作用。

①根尖片在龋病诊断中的应用：临床上对于探诊和视诊等临床检查不能确定的龋损、需要进一步确定龋损范围及进展程度、判断龋髓关系等应进行X线片检查。

②根尖片在根管治疗中的应用：在根管治疗过程中，高质量的X线根尖片可明确病变牙齿，观察髓腔形态，诊断根尖周病变，测量根管工作长度，了解根管数目、大小、形态、走行、根管弯曲情况，清楚显示重叠根管及邻近解剖结构，评判根管充填质量和追踪预后。X线片是唯一能够记存的、贯穿根管治疗始终的、直观的影像学资料。

在根管治疗过程中，一般需要拍摄 4～5 张根尖片。

①术前片：明确病变牙齿。

②初尖片：确定根管工作长度，了解根管的数目、走行、弯曲情况。根管治疗中根尖片使用情况的统计分析表明，初尖片的使用率很低，仅为 4%。而初尖片的使用可有效降低根管预备时台阶、侧穿的发生率。

③主尖片：检验根管预备的质量，为严密充填奠定基础。

④充填片：检验根管充填的质量。

⑤其他：有条件时还应拍追踪片随访。根尖片在无法清晰显示重叠根管时，还要改变倾斜角度后拍片，目的是避开重叠，但角度变化之后可能造成牙齿影像的失真、变形。

7. 残冠残根诊疗影像学手段——操作简便的曲面体层片

曲面体层摄影（panoramic radiography），一次曝光可显示双侧上下颌骨和全口牙列影像，适用于颌骨多发病变、范围较大的病变、双侧对比观察和口腔颌面部病变的筛查。

（1）曲面体层片拍摄原理

曲面体层摄影是应用体层摄影和狭缝摄影原理，使 X 线源和探测器围绕患者做相对旋转，一次曝光得到双侧上、下颌牙列及颌骨的影像。曲面体层片中可清晰显示的受检体范围被称为体层域，为了使体层域形态与受检者牙弓形态一致，目前的曲面体层机已经由最初的单轴旋转式发展为现在的多轴连续移动式，且目前的曲面体层机常预设多种不同的体层域形态和位置以满足临床不同的颌弓形态的需要。

（2）曲面断层片的优缺点

①曲面体层片的优点

A.X线源和探测器均位于体外，口内无需放置装置，拍摄时患者痛苦小。

B.一次曝光可以显示双侧上、下颌骨及全牙列影像，操作简便省时。

C.曲面体层片可作为术前口腔整体状况的检查评估及制订治疗计划的重要参考。

②曲面体层片的缺点

A.为二维影像，不可避免地存在影像的重叠。

B.存在水平及垂直放大率，尤其是前牙区图像易失真、变形。

③曲面断层片影像的质量评定

一张满意的曲面体层片应该是双侧牙齿形态对称，上、下颌前牙区牙齿无过度放大、缩小，前牙区无严重颈椎重叠影，上颌牙齿根尖区无因口咽腔低阻射导致的大片低密度影像。

8. 残冠残根诊疗影像学手段——优点众多的锥形束CT

锥形束CT，即CBCT，又称数字容积体层摄影（digital

volumetric tomography），自 20 世纪 90 年代末被应用于口腔颌面部影像学检查后，由于这项技术具有多种优势及适应证，目前被广泛应用于口腔医学领域。X 线片贯穿根管治疗术的始终，传统的 X 线片因受影像重叠、变形失真等的不良影响而具有一定的局限性，而 CBCT 图像可以良好地显示三维解剖结构之间的空间位置和关系，且几乎没有变形、失真等情况发生，近年来被越来越多的牙体牙髓科医师接受并使用。

（1）CBCT 机的基本工作原理

CBCT 采用锥形 X 线束和面积探测器，扫描时锥形 X 线束只需围绕受检者旋转 1 周，即可获得重建所需的原始容积数据，将其处理后可重组成各个断面，如水平面、冠状面、矢状面甚至任意角度的切面影像及 3D 立体影像。

（2）CBCT 的优势及目前临床应用存在的问题

与螺旋 CT 相比较：① CBCT 辐射剂量较螺旋 CT 低。② CBCT 扫描视野灵活，目前市场上多数厂家生产的 CBCT 机都有从小到大多个视野模式供影像学技师选择，既有可以满足牙体牙髓治疗的高清小视野模式，也有可以满足正畸及颌面外科治疗所需的大视野模式。③空间分辨率高，对根管、牙周膜等细微结构的观察具有优势。

与传统平片相比较：① CBCT 可进行三维观察，图像不重叠，能很好地显示三维解剖结构之间的空间位置和关系。② CBCT 图像精度高，几乎没有变形、失真情况，与被投照物体比例接近 1 ：1，可以反映其结构的真实大小。

另外，目前 CBCT 机一般随机附带的软件即可满足三维观察及测量等一般临床诊断所需的基本功能和针对不同临床需求的专业功能。导出的 DICOM 格式数据还可应用于第三方商用软件进行更加强大的后处理，目前已有学者基于 CBCT、数字化设计软件和 3D 打印技术设计并制作根管定位数字化导板，从而以微创的代价获取髓腔通路和定位根管，最大限度地保留牙体组织，以提高根管治疗的成功率。

目前 CBCT 临床应用中存在的问题：① CBCT 相较于传统平片而言，CBCT 的辐射剂量仍相对较大，不宜作为常规口腔放射检查手段来排除可能患有的口腔疾病。②扫描过程中受检者必须保持绝对静止不动，否则会出现运动伪影，从而干扰图像的观察诊断，因此，对于配合性较差的儿童、老年人和存在不自主运动的受检者获得能够满足临床诊断要求的图像非常困难。③口腔内存在固定修复体、金属桩、牙胶、碘仿、正畸托槽等材料时，图像产生伪影从而干扰诊断，阅片医师对此认识不足时有可能造成误诊。④密度分辨率低于螺旋 CT，不适用于对软组织结构的观察。

（3）CBCT 在残冠残根诊治中的应用进展

① CBCT 在龋病诊断中的应用

龋病的诊断必须结合临床检查，对于探诊和视诊等临床检查不能确定的龋损、需要进一步确定龋损范围及进展程度、判断龋髓关系等应进行 X 线检查。CBCT 可以清晰显示龋坏的位置、范围及与髓腔的关系。

目前 CBCT 在诊断龋病方面的研究主要集中在咬𬌗面龋和邻面龋上，基本上为体外实验，以牙齿切片后显微镜下观察的结果为金标准。有研究显示，CBCT 在诊断咬𬌗面龋深度上优于传统胶片及数字片。在诊断邻面龋的准确性上，多数研究认为 CBCT 与根尖片差异不大。在诊断继发龋方面，有体外研究发现 CBCT 优于根尖片，但有待于临床应用证实，且充填体周围常常产生低密度伪影，临床中应注意鉴别。

考虑到辐射剂量因素，目前除了因其他原因拍摄 CBCT 偶然发现龋病之外，不推荐使用 CBCT 单独诊断龋病。

② CBCT 在根尖周病诊断中的应用

根尖周病变的一个重要影像学特征是存在于根尖部的低密度影。根尖片由于其原理是以二维图像的形式反映三维物体，仅能显示重叠的近、远中向及上、下骨质破坏范围，对于根尖周骨质破坏程度及颊舌向破坏范围无法估计。根尖片诊断根尖周病变主要取决于牙根周围的骨质密度，有研究显示根尖周牙槽骨至少吸收 30% ～ 50% 的脱矿程度才能在根尖片上显示出透射影像；另外，病损可见与否还取决于其在颌骨中的位置和皮质骨的厚度。存在或接近于皮质骨的病损比松质骨内的病损更容易检测，因为密质骨比松质骨中单位体积的矿物多，病损部位因骨吸收而丧失掉的矿物更多，引起 X 线透射影的对比度改变更显著；反之，局限于松质骨内的根尖周病损有可能检查不到。不同个体，或同一个体的不同部位，颌骨骨皮质的厚度可能有显著的不同，同样大小的根尖周病损如果被较薄层骨皮质覆盖可以检测到，如果被较厚骨皮质包绕就检测不到。但 CBCT 可以在任意层面观察骨质情况，因而可以看到 X 线片看不到的颊舌向骨质的吸收情况。

与根尖片相比，CBCT 在发现根尖周病变中的敏感性较高，但特异性相对较低，可能导致假阳性诊断的发生。因此，临床上诊断根尖周炎时要结合患者的临床症状和影像学检查结果综合分析，以免造成对健康牙齿的过度诊断和治疗。

③ CBCT 在根管治疗中的应用

A. 根管治疗术前评估

a. 牙根及根管数目、形态、长度与通畅情况评估

CBCT 提供的三维图像可以提供拟治疗牙的牙根及根管数目、形态及较精确的长度信息，以及根管是否通畅信息，术前充分掌握这些信息有利于完善根管治疗，提高根管治疗的成功率。

b. 根尖与周围解剖结构的关系评估

CBCT 可以良好显示患牙根尖与上颌窦、下颌神经管的位置关系，从而提示临床医师在治疗中可能出现的风险。

B. 根管治疗过程中意外情况评估

CBCT 可以很好地辅助观察根管治疗过程中出现的各种意外情况，如辅助根管口定位、分离器械的定位、髓室底穿或根管壁侧穿的识别，根管形态偏移、台阶形成的识别等，从而辅助临床

医师及时恰当地修正治疗方案，提高根管治疗的成功率。

C. 根管再治疗及根尖手术术前评估

CBCT可以辅助判断以往根管治疗失败的原因，如：是否欠填、超填，遗漏根管，根管三维充填欠佳；是否有根管钙化、断离器械；是否有初次治疗发生的操作缺陷（如根管偏移、根管壁台阶等）；是否有难以辨认的冠根折、牙根裂、不愈合囊肿存在等。分析出初次治疗失败的原因后，再给予有针对性的再治疗纠正，从而提高患牙再治疗的成功率。

根尖手术术前拍摄CBCT可以提供术区三维影像信息，使术者更准确地了解病变的部位、范围大小、颊舌侧骨板厚度、病变与周围重要解剖结构之间的关系，如鼻底、上颌窦、颏孔、下颌神经管及病变周围较大的血管等。

D. 根管治疗效果评估及根管治疗后疾病的诊断

根管治疗的效果可以从充填的结果和病变的愈合程度等方面进行客观评价，而CBCT比根尖片在判断根充结果（恰填、超填、欠填），观察根充密实情况，是否有遗漏根管及显示根尖周病变情况等方面均具有优势。但临床阅片过程中要注意鉴别因根充物造成的低密度条形伪影，以免误诊为根充不密实或根管遗漏。

（4）CBCT在评价牙根吸收方面的应用

CBCT在诊断牙根外吸收方面的体内外研究均表明，CBCT诊断的准确性较根尖片具有明显优势，且多个实验表明，体素越小的 CBCT 对牙根外吸收诊断的准确性越高。使用 CBCT 可以帮助医师了解牙根吸收的位置、大小及邻近的结构，从而做出正确的诊断和制订合适的治疗计划。

根尖片对牙内吸收的诊断已相当准确，而 CBCT 在诊断牙内吸收的敏感性和特异性上均显著高于根尖片，且牙内吸收若髓腔壁被穿通或根折者，CBCT 可明确识别，使医师对治疗方法的选择更加明确。

（5）CBCT 在诊断根折方面的应用

冠折在临床上通过检查即可迅速做出诊断，但对根折和部分冠根折的病例在诊断时进行影像学检查非常重要。过去，影像学检查一般指传统根尖片上表现为贯穿根部的低密度线状影。但是，由于根尖片的投照角度小且为二维图像，只有中心射线与根折平面所成的角度在 15° ～ 20° 时，根折线才能清晰可见。有研究显示，应用根尖片只能观察到 1/4 ～ 1/3 的根折。

目前大部分研究显示，与传统根尖片和数字片相比，CBCT 对根折的诊断具有明显的优势，但有些情况会影响 CBCT 对根折的诊断，这些因素包括根管内有无充填材料或金属桩及探测器的分辨率、CBCT 扫描视野大小、根折后折断线粗细和方向等。因根充物及金属桩的存在所产生的伪影严重干扰影像的准确性，从而明显降低诊断根折的特异性，临床上应提高警惕，防止将伪影误认为根折线。在分辨率方面，大部分研究都证明提高分辨率能增加 CBCT 对根折的诊断能力。有研究表明，折断线越细，诊断的准确性越低。

尽管与根尖片相比 CBCT 放射剂量较大、费用较高，但在诊断根折方面的价值是肯定的，与根尖片与其他影像学检查手段相比具有较明显的优势。

9. 本章精要

在残冠残根的诊疗中，影像学检查是术前诊断的重要组成部分，而准确的诊断是正确诊疗决策的先决条件。传统的二维 X 线根尖片目前仍然是临床最常用的影像学检查方法，而根尖片作为二维平片，其诊断具有一定的局限性。CBCT 作为"后起之秀"，可为临床提供精确的三维图像，因此目前为越来越多的牙体牙髓医师接受并使用，但是考虑到 CBCT 辐射剂量远大于根尖片，临床医师应遵循 ALARA（as low as reasonable achievable）原则，在保证高诊断精度的同时尽可能选择低剂量的检查，合理应用影像学诊断这一利器。

参考文献

1. 马绪臣 . 口腔颌面医学影像诊断学 .6 版 . 北京：人民卫生出版社，2012.

2. Radi Masri，Carl F Driscoll.Clinical applications of digital dental technology. New Jersey:Wiley-Blackwell，2015.

3. 沙海亮，白玉兴，栗文成，等 . 两种根尖片诊断牙根吸收的比较 . 中华口腔医学杂志，2006，41（9）：542-543.

4. 渠薇，李刚，马绪臣 . 锥形束 CT 在牙体牙髓病诊治中的研究进展 . 中华口腔医学研究杂志（电子版），2014，8（2）：55-60.

5. 杨雪，张祖燕 . 口腔颌面锥形束 CT（CBCT）应用指南的研究现状 . 现代口腔医学杂志，2013，27（5）：291-294.

6. 高静，申静 . 根尖周病中锥形束 CT 与根尖片识别病损差异的研究进展 . 华西口腔医学杂志，2015，33（2）：209-213.

7. 汪小彤，孙超，朱洁，等 . 应用 CBCT 评判根管治疗失败原因 . 口腔医学，2015，35（5）：373-375.

8. 郑广宁，李继遥 . 牙根折裂的影像诊断 . 华西口腔医学杂志，2016，34（1）：1-5.

9. 郑广宁 . 锥形束 CT 和传统根尖片在根管治疗诊疗计划中的应用 . 中国实用口腔科杂志，2011，4（10）：594-597.

10. 刘怡 . 锥束 CT 的发展与临床应用 . 中华口腔正畸学杂志，2008，15（4）：189-192.

11. Estrela C，Bueno MR，Leles CR，et al.Accuracy of cone beam computed tomography and panoramic and periapical radiography for detection of apical periodontitis.J Endod，2008，34（3）：273-279.

12. 吕晶，凌均棨 . 根管定位数字化导板的研究进展 . 国际口腔医学杂志，2018，45（2）：233-237.

13. 李刚，余强 . 数字化口腔医学影像的现实与未来 . 中华口腔医学杂志，2016，51（4）：201-204.

（许来青 郭 斌）

根管预备技术新进展

随着人口的增长和老龄化的发展，患者对保留天然牙齿和牙髓病治疗的需求也随之增加。根管系统内去除坏死的牙髓组织、微生物及其代谢产物是牙髓治疗成功和保存齿科学的基础。从过去的 20 年到现在，新材料、技术和设备的发展，协助口腔科医师为患者提供可靠的牙髓病治疗效果，使牙髓病治疗结果更有效。研究表明，在过去的 10 年中，牙髓病学在艺术和科学方面比过去的 100 年有了显著的提升，本章将重点以根管预备的先进设备和技术发展呈现给读者。

10. 经典的根管机械预备技术

牙髓治疗的基本目的是预防或治疗根尖周炎症。已有证据表明，根管内的细菌感染是导致根尖周炎的基本原因。在患有根尖周炎症的牙齿中，细菌侵犯并定植于整个根管系统，治疗就是直接从根管系统内去除微生物并防止再感染。用于根管预备的技术有多种，在个人经验里，比较经典的主要有以下 2 种：

（1）逐步后退技术（step-back technique）

由 Mullaney 于 1979 年首先提出，他描述了在根管预备时首先预备根管根尖部分，然后再扩大根管的冠部，这一技术往往使用不锈钢锉（ISO2% 锥度）来预备根管。但是由于在预备弯曲根管时，除了最小的不锈钢器械之外，大号的器械由于缺乏弹性，因此这一技术常常导致对根管自然形态的医源性损坏。这一技术在欧美国家已经逐渐被淘汰，但是在我国大部分地区仍然沿用。

（2）冠向下技术（crown-down technique）

为了减少医源性损坏的发生，Morgan 等在 20 世纪 80 年代提出在预备根管时首先采用大的器械预备冠部，然后用渐进小的器械预备根管。这一技术的优点在于首先完成根冠部分的预备，再扩大根管的根尖部，它能形成从根管口到根尖区的较直的通路，增加触觉的控制，还增加冲洗的深入和碎屑的溢出，并且减少了采用逐步后退技术发生根尖的偏移等。

但是这 2 种技术在去除根管内细菌方面没有本质的差别。自从 1988 年镍钛器械被引入后，由于其具有记忆性和超弹性，旋转镍钛器械比手动不锈钢器械能更好地维持原始的根管形态，尤其是根管的根尖区域。当预备弯曲根管时，镍钛合金的记忆性和超弹性特性提供了一种优点，旋转镍钛锉最大的优点在于随着锥度的增加仍然能维持其优异的弹性，并且使大锥度器械（4% ～ 12%）机械预备成为可能，其结果是有利于根管的清洁并且有利于随后的根管封闭。由于能更好地维持原始根管形态和到达根尖解剖的路径，镍钛锉预备可以得到较好的结果。

镍钛锉的使用使得冠向下技术逐步取代了逐步后退技术，目前从手动器械到旋转机用马达预备根管已在逐步增加。根据针对这项新技术的调查，这一技术已成为操作技术的首选。Schilder（1967 年）指出，根管预备的目标是维持原始根管的弯曲并形成一个连续的锥形和原始形态，在预备的根尖部分保持最小的直径。有学者发现，即使是初学者，在使用旋转镍钛锉时也能比使用手动锉更好地维持根管的原始形态，这可以避免由于使用不锈钢锉预备根管导致的根管侧穿和偏移等常见并发症，提高临床治疗的成功率。所有的根管治疗器械在根管内不恰当的使用时就会有潜在折断的危险。

11. 利器：镍钛器械种类

（1）手用镍钛器械

（2）机用镍钛器械

目前国内使用的机用镍钛系统主要有：

①预备 S 形树脂模拟根管的成形能力：ProFile（Dentsply）、ProTaper（Dentsply）、Mtwo（VDW）。

②重度弯曲、狭窄根管及再治疗根管的预备：PathFile（Dentsply Maillefer）、TF（Sybronendo）、Reciproc（VDW）、WaveOne（Dentsply Maillefer）。

③ 其他：One Shape（Micro-Mega）、HyFlex CM（Coltene-Whaledent）、SAF（ReDent-Nova）、 Protaper Next（Dentsply）和 BLX（B&L Biotech）等。

Parashos 等认为 NiTi 器械临床上折断的范围为 0.3% ～ 0.7%，平均为 1%；手动器械的折断范围为 0.7% ～ 7.4%，平均为 1.6%。旋转 NiTi 器械可发生扭力折断和弯曲折断。前者大多发生在比较小的器械，后者大多发生在较大的器械。可能影响旋转 NiTi 锉折断的主要因素包括解剖条件（如根管弯曲的半径和角度）、使用的频率、扭力的设定和操作者的经验。因此，在 NiTi 器械使用时应该使用扭力控制的马达和恒定的转速，这样可以减少折断的危险。

12. 疗效最好——根管预备中的 EDTA 凝胶

在牙髓病和根尖周病中，根管治疗术无疑是目前牙病治疗中疗效最好的治病方法。要想达成效果完善的根管治疗术，根管预备的好坏起着决定性的作用。对于根管系统比较好的情况，如根管粗、直，单纯机械预备就可以达到比较理想的状态。但临床上往往有许多根管不如人意，如狭窄钙化根管、含有残髓及玷污层多的根管，预备过程既费时费力，又不易达到理想的治疗效果。

根管预备的主要目的是消除根管内病变的牙髓组织及其分解产物、细菌及各种毒素，除去根管壁表层被感染的牙本质，制备成一个根管口直径大、平滑、锥形的根管。在根管预备过程中，扩挫下的牙本质碎屑与根管壁上的坏死组织、细菌混合组成的涂层，厚为 2 ～ 5μm，即为根管内玷污层，其存在妨害根管充填材料的密封和感染的控制。

15% 的 EDTA 凝胶无论在根管上、中、下 1/3 均能较理想地去除根管壁玷污层。EDTA 呈酸性，很容易络合 Ca^{2+} 形成络合物，对牙本质有溶解作用，对扩大钙化的根管和弯曲根管效果较好。EDTA 还能增加药物对牙本质小管的渗透性，同时起到润滑根管与乳化牙组织的作用。对根管器械无腐蚀性，使用剂量小。作为冲洗剂未见到不良反应，是常见的根管冲洗药物中刺激性较小的一种。因此，EDTA 凝胶在根管预备中是较理想的化学预备药物之一。

13. 显微镜和超声仪器在根管预备时的应用

20 世纪 80 年代末 90 年代初，外科显微镜和超声仪器用于牙髓病的治疗中，提高了牙髓病的治疗质量，尤其在疑难病例治疗方面。显微镜和超声技术在获得根管开阔、清洁和成形，封闭根管，去除根管内物质和阻塞物及根管外科等方面得到了极大的应用。如今，根管显微镜在牙髓治疗的各个领域，包括诊断和治疗常规根管问题、根管再处理及根尖手术中均得到了运用。

显微根管技术是一种新的以强调视觉信息而非触觉信息的、正在广泛地被应用于口腔临床的根管预备技术，在现在的牙髓病治疗中，显微镜是必不可少的。手术显微镜可以在去除深部龋坏后诊断牙髓破坏，在根管再治疗过程中，也有着去除根管内的钙化牙本质、取断针、置放 MTA 等功能。通过手术显微镜的放大和直线照明，能够去除过去根管内的封闭材料并在很大程度上成功地再治疗。

直到 20 世纪 80 年代超声设备才开始进入牙髓病的治疗领域，随着显微镜在根管治疗中的普遍应用，新设计的超声治疗仪和特殊设计的工作尖为临床医师提供了在非手术根管预备中的理想的操作效果，使用超声技术可以对钙化根管进行探寻和预备，避免操作中对牙体组织盲目和过度切削，提高了临床治疗的成功率。

根管预备的超声能量（25 ～ 40kHz）能够使水流沿着器械的周边运动，产生超声流，帮助清除根管表面的碎屑，并能够更有效地直接冲洗到复杂解剖根管的区域，通过水流的振动，液体中激发的真空水泡的形成、破裂和空化效应，超声振动器械的使用可以帮助清洁根管系统。另外，超声能量产生的热能使次氯酸钠（NaClO）更好地发挥作用，提高化学机械预备根管的质量。许多临床研究表明，根管预备后在根管的根尖区域使用超声技术可以更好地清洁根管和根管峡部。

14. 激光和药物预备根管

许多研究已经证明了激光可以使根管壁的牙本质熔融后再结晶，形成无孔的光滑表面，同时能够很好地封闭根尖孔。在特殊的波长下使用低能量的激光照射，产生的自由基能够诱导和杀死细菌。因此，有学者研究采用激光技术进行根管的预备。在离体牙中的研究显示，CO_2 和 X：YAG 激光具有潜在的抗菌效能，然而在人工制造的感染根管内的比较研究表明，两者的抗菌效果与次氯酸钠冲洗或者一样或者低于后者。另外，复杂根管系统和弯曲根管可能会降低激光的效果，尽管光活性消毒有杀菌作用，但是不能达到 3% 次氯酸钠冲洗的效果。

现有学者已经提出一种非根管预备治疗（non-instrumentation endodontic treatment，NIET）的理念，使用一种抗生素混合的药物进行髓腔的消毒，这种混合体被称为"3Mix-MP"，其中含有 ciprofloxacin、metronidazole 和 minocycline（3Mix）。这种技术的要点是在每个根管口处制备放置药物的洞形（Φ=1mm、深度=2mm），使用玻璃离子放置好 3Mix 药物后，以玻璃离子水门汀封闭并进行冠部的修复。研究证实，3Mix-MP 能够杀死来自于根管的细菌，并能渗透到根管的牙本质。一些证据表明，这种技术在髓腔和根管不需要进行冠部修复的病例中能够得到临床效果上的成功。然而对此项研究缺乏独立的临床试验，并且应该考虑到药物的不良反应和敏感反应，以及抗药性菌群产生的潜在可能。

15. 根管治疗的并发症

器械分离（instrument separation，IS）是根管治疗的并发症之一。据国内外报道，根管内 IS 的发生率为 1% ～ 5%，其中

70% 以上发生在根尖 1/3，以上下颌磨牙近中颊侧根管发生率最高。分离器械种类包括根管锉、G 钻、拔髓针、侧压针及充填器等。

大多数情况下，IS 的发生源于对根管器械的不合理使用和过度使用。目前认为，疲劳分离（cyclic fatigue）和超扭矩分离（torsional stress）是镍钛器械发生分离的主要机制。疲劳分离的发生主要是由于加工硬化和金属疲劳，器械在根管弯曲处反复受到压应力和拉力的作用而最终导致分离；超扭矩分离的发生主要是由于器械直径大于根管直径，器械在根管内被锁住，但柄部仍在转动，从而导致器械发生形变，当弹性形变达到镍钛合金极限时，器械发生分离。有研究表明，50% ～ 90% 的器械分离是由于疲劳分离引起的，但还有其他诸多因素也会影响镍钛器械分离的发生。在 Strindberg 研究的 15 例 IS 病例中，治愈率仅为19%，其中 4 例存在根尖周病损。他由此推测，根尖周病损为根管治疗的预后带来了负面影响，并认为保守的方法无法彻底清除分离器械根方残髓等感染物。Grossman 对 66 例根管内滞留碳钢器械的病例进行 2 年随访调查，证实了 Strindberg 的推测：术前不存在根尖周病损的病例治愈率（89%）高于存在根尖周病损的病例（47%）。另外还需注意的是，从根尖 1/3 或根管弯曲段以下取出分离器械发生侧穿的风险大。

处理根管治疗过程中发生的 IS 需要考虑多方面的因素，包括 IS 发生的位置、发生在根管预备时的阶段、X 线片上根尖周组织的情况、根管的解剖形态和分离器械的种类等。目前研究显示，滞留在根管内的器械本身不会为根管治疗及其再治疗带来负面影响，对于在根管预备的后期，接近工作长度时发生的 IS，可以考虑保留位于根尖 1/3 的分离器械，但仍需尽量完成对根管的清理，对根管行旁路根管治疗。而对于因 IS 阻挡预备入路、无法完成根管清理或者伴有根尖周病损的病例，仍需取出分离器械。取出根管内分离器械没有标准化过程，对于器械的取出应权衡成功取出的概率、取出可能带来的并发症及对预后的影响，以便做出有利于患牙预后的判断。

16. 预备根管预后

预防折裂是根管治疗过程中必须要考虑的问题，根管治疗中的每一个步骤都有可能影响根管的抗折性。根管预备后会改变根管形态和根管壁的厚度，使根管系统的力学性能发生变化，使用不同的根管预备器械和方法，根管的变化是不同的。这些可能会危及根管的抗折强度，因此，根管预备也是导致牙根纵裂的潜在危险因素。不同预备方法器械对根管壁应力分布及数值有不同的影响，需要考虑这些根管预备方法是否会增加牙根发生折裂的可能。

据文献报道：标准法用旋转镍钛器械 Mtwo 预备；冠向下技术用旋转镍钛器械 ProTaper 预备；逐步后退技术用不锈钢 K 锉预备。得到结果显示，35 号 K 锉预备后根管壁的平均应力水平高于其他 2 种镍钛器械预备组，尤其在根管上 1/3。这与 Wilcox 等的研究结论相反。也许因为手动根管器械预备出的根管有时候是相当不规则的，从断裂力学的角度来看，结构性缺陷、裂纹或根管预备的不合理行为都有可能成为影响根管折裂强度的关键因素，因为在这些缺陷的尖端施加的压力可能会成倍放大。而镍钛器械预备出的根管更加圆滑顺畅，这样就更有利于应力的均衡分配。

根尖封闭性对于根管治疗术的成功十分重要。文献认为，根管治疗术失败有近 60% 是根管充填不严密、根尖封闭性能不佳所致。根尖渗漏是评价根尖封闭性的重要指标。根尖渗漏是组织液通过封闭剂而产生的，牙胶尖充填越致密的根管，封闭剂越少，出现微渗漏的程度就越小；封闭剂与组织液接触的面积越小，产生微渗漏的危险越小。因此，只要最大限度地减少糊剂的量，增加牙胶尖的量，就会减少渗漏，提高根尖封闭性能。根尖止点的完整性与不同根管预备方法对直根管根尖封闭性有着不同的影响。

近年来，随着对根管系统解剖复杂性和根管感染特殊性的深入了解，对于根管再治疗也有了更深刻的认识和更高的要求。采用 ProTaper 镍钛系统联合冠向下预备法应用于根管再治疗术优势明显，治疗操作机械创伤小，患者术后根尖周病损组织恢复快，咬𬌗关系恢复良好，根管治疗后并发症少，缩短疗程，疼痛评分良好，有一定的临床应用价值和良好的预备效果。

17. 本章精要

根管预备是根管治疗过程中的难点之一。新的根管治疗的器械、方法、材料已经融入常规的临床治疗中，镍钛机用器械具有良好的超弹性和形态记忆功能，被广泛运用于临床。然而，镍钛机用器械的分离也给临床带来了很大的困扰。镍钛器械将从几何形状、运动方式、机械物理性能及根管预备混合系统4个方面改善其安全性，目前新型镍钛器械也在不断发展创新。此外，中国人民解放军总医院口腔医学中心通过近几年临床研究发现，用Er：YAG激光进行根管预备和消毒可有效去除根管内感染，具有很好的临床应用前景。

参考文献

1. Glickman GN，Koch KA.21st-century endodontics.J Am Dent Assoc，2000，131 Suppl:39S-46S.

2. West J.Endodontic update 2006.J Esthet Restor Dent，2006，18（5）：280-300.

3. Schäfer E，Schlingemann R.Efficiency of rotary nickel-titanium K3 instruments compared with stainless steel hand K-Flexofile. Part 2. Cleaning effectiveness and shaping ability in severely curved root canals of extracted teeth.Int Endod J,2003,36(3):208-217.

4. Parashos P，Messer HH.Rotary NiTi instrument fracture and its consequences.J Endod，2006，32（11）：1031-1043.

5. 梁景平，陈薇敏 .EGTA 与 EDTA 溶液去除根管壁玷污层能力的比较 . 口腔医学研究，2003，19（6）：491-492.

6. 王南南，葛久禹，谢思静，等 . 根管预备中镍钛器械分离的因素剖析 . 牙体牙髓牙周病学杂志，2014，24（3）：175-179.

7. Wycoff RC，Berzins DW.An in vitro comparison of torsional stress properties of three different rotary nickel-titanium files with a similar cross-sectional design.J Endod，2012，38（8）：1118-1120.

8. 史春，牛卫东，李颖 . 使用三维重建技术研究不同根管预备器械的预备效果 . 口腔医学研究，2009，25（2）：182-184.

9. 葛久禹 . 镍钛根管预备器械 . 中国实用口腔科杂志，2014，7（1）：2-9.

（王一珠　郭　斌）

根管冲洗和根管消毒

　　根管治疗的主要目的是彻底清除根管系统内的致病微生物及其产物，促进根尖周组织愈合。但现今因根管系统和细菌环境的复杂性，仍难以使根管内达到完全无菌，细菌还可在根管壁、牙本质小管及侧支根管、峡部、根尖分歧、管间交通支等部位残留。有研究证实，根管解剖变异的发生率远高于发现率，这些部位机械预备无法达到，仅可依靠化学药物及其他消毒方法完成。据报道，单纯机械预备的根管内细菌检出率为72.08%，通过机械预备和根管冲洗的细菌检出率为52.72%，如果再用氢氧化钙暂封1周，其细菌检出率为14%，充分说明了根管冲洗和消毒的重要性。

18. 根管预备不可缺少的程序——根管冲洗

　　根管冲洗是根管预备不可缺少的程序。在整个预备过程中需要对根管反复进行冲洗，以去除牙本质碎屑、微生物及其代谢产物，溶解残余的牙髓组织，去除玷污层，润滑管壁，有利于根管扩大和减少器械折断于根管内的概率。理想的根管冲洗液应具备以下几个主要性质：①有抗菌、杀菌作用，对生物膜中的厌氧菌和兼性厌氧菌有强的抗微生物作用。②可溶解坏死牙髓组织。③有助于根管系统的清理。④对根尖周组织无刺激性和毒性，对口腔黏膜无腐蚀作用。⑤根管预备过程中可以预防玷污层形成，玷污层形成后有溶解玷污层的能力。⑥降低内毒素活性。⑦可有一定止血作用。

19. 常见的冲洗剂类型

（1）最广泛的冲洗剂——次氯酸钠

次氯酸钠是应用最广泛的冲洗剂之一。次氯酸钠具有独特的溶解坏死组织和玷污层中有机成分的作用，能杀灭生物膜和牙本质小管中的牙髓病病原体，能降低内毒素活性，能将松散的碎屑从根管中冲洗出来，还可以作为器械的润滑剂。影响次氯酸钠溶液冲洗效果的因素主要有溶液的浓度、温度和溶液的 pH。

①次氯酸钠溶液的质量分数

0.50% ～ 5.25% 的次氯酸钠溶液都可以消除根管感染，其最佳浓度目前尚无定论。高浓度的次氯酸钠溶液虽能较好地清除根管内残留的坏死组织碎屑，增加根管消毒药物的渗透力，杀菌力较强，但可刺激损伤根尖周组织，且有难闻气味，尤其是 5.25% 的次氯酸钠溶液会显著降低牙本质弹性模量和弯曲强度。低浓度次氯酸钠溶液尽管杀菌力较弱，活性会快速下降，但有研究表明，新鲜配置的低浓度次氯酸钠溶液可持续到达根管系统内，比高浓度冲洗液的作用更强。因此，主张使用新鲜配置的低浓度次氯酸钠溶液，大量、低速、反复冲洗。

②次氯酸钠溶液的温度

提高次氯酸钠溶液的温度可增强其冲洗效果，温度升高能增强低浓度次氯酸钠溶液的瞬时组织溶解能力，能更有效去除牙本质碎屑中的有机成分。温度增高时其抗菌效果也能提高。

③次氯酸钠溶液的 pH

提高次氯酸钠溶液效果的途径之一是降低其 pH，溶液的 pH 越低，次氯酸生成越少，在酸性条件下杀菌消毒能力强但不稳定，碱性条件下虽较稳定但杀菌能力弱，故一般需在 pH 为 7 左右，此 pH 下的次氯酸钠溶液杀菌消毒能力较强而稳定。当 pH 较低时，其毒性也较小。

次氯酸钠溶液主要溶解的是玷污层中的有机成分，而玷污层中主要是无机成分，因此单独使用次氯酸钠溶液基本不能达到去除玷污层的目的，需联合其他冲洗液使用。

（2）抑菌能力强且低毒的洗必泰

洗必泰（chlorhexidine，CHX），又称氯己定，是一种广谱杀菌抑菌剂，对革兰阳性菌、革兰阴性菌和真菌都有作用，具有较强抑菌能力和较低的毒性，并能被牙体组织吸收，延长作用时间。通常建议 2% 的洗必泰用于根管冲洗。2% 的洗必泰和 5.25%

的次氯酸钠溶液具有同样的抗菌效果，而 2% 的洗必泰毒性比 0.50% 的次氯酸钠溶液还低，将洗必泰和次氯酸钠溶液联合使用可以加强其抗菌能力。有报道在根管内联合应用这 2 种溶液时，可以更大程度地减少菌丛达 84.6%，而单独使用洗必泰减少菌丛可达 70%，单独使用次氯酸钠溶液减少菌丛可达 59.4%。但次氯酸钠溶液和洗必泰配合时会产生褐色絮状物。

（3）与次氯酸钠溶液常搭配的螯合剂

螯合剂能与羟基磷灰石中的钙离子形成可溶性络合物，从而使牙本质脱矿。最常用的用于冲洗的螯合溶液包括 EDTA、EGTA、EDTAC、Glyde、RCPrep 等，其活性成分都是 EDTA。EDTA 常用 15% ～ 17% 的溶液，通常建议使用中性溶液。EDTA 脱矿深度与接触时间成正比，主要存在的问题是会使牙本质表面过度脱矿，牙本质小管过度腐蚀。有研究用 17% 的 EDTA 冲洗根管 1 分钟和 10 分钟后，发现冲洗 1 分钟能有效去除玷污层，扩大牙本质小管，冲洗 10 分钟会导致管周和管间牙本质过度侵蚀，建议冲洗时间不应超过 1 分钟。

EDTA 和次氯酸钠溶液联合使用能分别有效去除玷污层中的无机成分和有机成分，并提高抑菌活性，是目前最常使用的冲洗液组合。

（4）过氧化氢

过氧化氢作为根管冲洗剂可使根管中的血块及坏死组织松动排出。少量氧气气泡进入组织内，压迫毛细血管，可有轻微止血作用。3% 的过氧化氢成品液为酸性，对黏膜和根尖周组织有一定刺激性，使用不当偶可引起皮下气肿。

（5）生理盐水

生理盐水虽无杀菌消毒的功能，但可起到中和化学药物、减少根尖周刺激及其他不良反应的作用。在其他药液冲洗后再用生理盐水最后冲洗，对去除根管中的刺激物、促进根尖周病变消除有一定获益。

20. 根管冲洗的方法

根管冲洗的效果不仅仅取决于冲洗的药物，同时依赖于机械冲洗作用、冲洗液的杀菌能力和组织溶解能力，甚至有学者提出机械冲洗效果是主要因素。

常用根管冲洗方法如下，临床上可根据不同的情况交替使用各种清洗方法，使清洗获得更好的效果。

（1）注射器冲洗

根管冲洗应使用专门的注射器和冲洗针头，冲洗针管不要楔入根管，轻轻地慢速推注，使液体在根管中反流。推荐针头被动放置于根管内，不要啮合于根管壁。冲洗剂和碎屑很可能因为活塞样效应被挤出到根尖周组织，发生严重并发症。影响冲洗效果的主要因素有冲洗针头的直径大小、冲洗针头进入根管的深度、根管的大小和形态、冲洗液的黏性、冲洗液在针头尖部的速率及针头尖部的斜面等。

（2）超声冲洗

超声冲洗是利用高频振荡，活化根管内的冲洗液，产生空穴作用、声流现象和热效应等，联合机械冲洗作用和冲洗液本身的杀菌效果，以便更有效地清洗根管。

超声冲洗可被分成 2 种类型：一种是超声预备（ultrasonic instrumentation，UI），使用具有切割功能的器械同时预备、冲洗；一种是被动超声冲洗（passive ultrasonic irrigation，PUI），冲洗同时不使用器械预备。其中超声预备可能因切割不易控制而造成根管形态不规则。超声联合 EDTA 能加强 EDTA 清除玷污层的效果。在超声根管预备时加入次氯酸钠溶液可更好地清洁根管，且次氯酸钠的作用可被超声加强，但是前提是必须使用小号器械，同时根管预备应较粗大，特别是针对弯曲根管，才能达到理想的效果。

（3）棉捻蘸洗

对于细小根管，针头不易进入冲洗，可采用洗髓针卷上棉捻，滴上药液伸入根管中荡洗，棉捻贴近根管壁可有效带出腐质，尤其是黏附性较强的物质，但对侧副根管的清洁作用效果不佳。

21. 根管消毒中的常用药物

根管消毒的目的是进一步杀灭残余微生物和毒素并去除有机组织，还可以阻止微生物在根管系统的再定植，降低根尖周组织的炎症反应。

对于活髓病例，在无菌操作的根管治疗中，这一步骤并非必须，可一次完成操作。对于感染根管，根管预备和根管冲洗无法控制所有的感染，因此，需要使用抗菌性药物进行根管封药，以杀灭残余细菌并防止根管内再感染。

根管消毒的药物很多，主要包括氢氧化钙制剂、酚类（CMCP）、醛类及抗生素类等。在国外，因酚醛类的毒性和致癌性等常被报道，氢氧化钙制剂应用较多，而国内酚类、醛类制剂应用仍较普遍。常用根管消毒药物有以下几种：

（1）氢氧化钙制剂

氢氧化钙制剂是临床上最常用的根管消毒药物，它具有强碱性（pH：9 ～ 12.5），其强碱性可抑制细菌生长，诱导硬组织再生，有利于根尖周组织修复，无不良反应。氢氧化钙制剂按载体不同分水溶性、黏稠性和油性糊剂 3 种，其中黏性和油性载体可使氢氧化钙释放缓慢。甘油糊剂效果强于水糊剂，但有研究表明高浓度甘油或丙二醇作载体可能减慢氢氧根离子释放而降低氢氧化钙效果。氢氧化钙与聚维酮碘（IKI）、CMCP 或洗必泰联合使用可增强其杀菌效果。

（2）甲醛甲酚

甲醛甲酚合剂（formocresol，FC）中甲醛气体挥发，有与蛋白质中的氨基结合而凝固蛋白的烷基化作用；甲酚有很强渗透性，可导致蛋白变性，并能与腐败脂肪产物结合形成肥皂样物质,从而发挥抑菌、杀菌作用。但甲醛具有潜在的抗原性,可作为半抗原与牙髓、根尖周组织的宿主蛋白结合,形成免疫原引起机体免疫反应。FC 对根尖周组织有刺激和毒性作用,遗传毒理学和动物致癌实验发现,甲醛具有致突变和致癌性,故建议 FC 应停止使用。

(3)樟脑酚合剂

樟脑酚(camphor phenol,CP)在酚类合剂中毒性较小,作用温和,有较好的镇痛作用和一定的抗菌效果。

(4)丁香油酚

丁香油酚有镇痛和麻醉效果,刺激性小,有较好的安抚止痛作用,常用于化学性、机械性根尖周炎或活髓拔除后封药。

(5)戊二醛

醛类可与蛋白质中的氨基结合,使蛋白质变性而发挥杀菌作用。戊二醛(glutaraldehyde,GD)对革兰阳性菌、革兰阴性菌和真菌、病毒、芽孢等都有杀灭作用,作为根管消毒剂还可封闭牙本质小管和根尖孔,阻止根管内病原微生物对根尖周组织的损害。

(6)碘制剂

碘是一种有效的抗菌剂,能氧化病原体原浆蛋白的活性基团,并能与蛋白质的氨基结合使其沉淀变性,有强大的杀灭病原体作用。毒性和组织刺激性低,能促进根尖周病灶的修复和根尖孔的闭合。碘仿糊剂具有 X 线阻射性,便于术后观察。

（7）抗生素类

多种抗生素如杆菌肽、新霉素、多黏菌素、氯霉素都可用于根管消毒，常以合剂形式与生理盐水、丁香油酚或樟脑氯酚合剂调拌成糊剂后使用。抗生素对细胞无毒性和刺激性，较为安全，且不着色，但其对细菌作用有一定选择性，可能引起细菌耐药、药物过敏，有许多学者反对在根管内应用抗生素。

（8）其他药物

近年有人主张局部皮质醇作为抗感染药应用于牙髓治疗，有实验表明其对减轻活髓牙疼痛效果较好，而对坏死牙髓效果不佳。

22. 根管消毒方法

（1）封药

根管封药主要是利用化学药物消毒，可采用棉球蘸药物放置于根管口，或是用棉捻、纸尖浸润药物后封于根管内，以螺旋输送器将非挥发性糊剂类药物送入根管内等不同方法。不同药物视其特点、剂型不同采用不同方法，注意不同种类药物和方法的封药时间。

（2）超声

根管的超声消毒是在超声根管预备或冲洗时同时进行的。

（3）激光

激光被生物组织吸收后可产生瞬间高强度的光热作用、光化学作用、光电磁作用,使组织瞬间汽化、熔融或凝固,达到杀菌消炎、去除玷污层的目的。

常用的激光种类有 Nd:YAG 激光、Er:YAG 激光、Ho:YAG 激光、CO_2 激光、准分子激光、氩离子激光。

近年在根管治疗方面主要应用的是脉冲型 Nd:YAG 激光,它主要是依靠其热效应杀菌的。激光照射于牙体组织时瞬间产生的热量可使温度高达几百甚至上千摄氏度,能使根管壁牙本质熔融并再结晶,也足以杀灭根管内的细菌并灭活其代谢产物。研究表明,使用脉冲式 Nd:YAG 激光能去除根管壁上的碎屑及玷污层,但其杀菌效果不及 5.25% 次氯酸钠。

目前,关于激光参数的设置没有统一的标准,关于激光去除玷污层效果及对根管封闭性影响等方面研究也存在争议,尚有待进一步研究。

(4)微波

微波是一种超高频电磁波,通过电场、磁场、微波场及热效应共同作用,使病变组织及病原微生物蛋白质骨化,对微生物有极强的杀灭作用。而且微波产生的热效应可促进炎症的吸收,增强根尖周组织的抵抗力,对根尖周炎有消炎止痛的作用。但临床操作中应注意,微波剂量的选择和时间控制不当可能会对牙体及周围组织产生严重后果。

23. 本章精要

根管治疗是治疗牙髓病、根尖周病的有效方法，其质量控制的主要指标是根尖孔方和冠部入口封闭的严密程度，其中根尖微渗漏是根管治疗失败的主要原因。目前对根尖微渗漏影响因素的研究主要集中在根管冲洗液、封闭剂和根管充填方式等方面，高质量地完成根管预备和根管消毒是根管治疗成功的关键，根管预备后的化学冲洗可有效去除感染物及根管内污物。因根管系统和细菌环境的复杂性，很难彻底地冲洗、消毒根管系统。超声、激光等在口腔专业领域的发展与创新，结合传统的根管冲洗、消毒产品和方法，可进一步提高根管治疗的成功率。

参考文献

1. Calt S，Serper A.Time-dependent effects of EDTA on dentin structures.J Endod，2002，28（1）：17-19.

2. Boutsioukis C，Lambrianidis T，Kastrinakis E，et al.Measurement of pressure and flow rates during irrigation of a root canal ex vivo with three endodontic needles.Int Endod J，2007，40（7）：504-513.

3. van der Sluis LW，Versluis M，Wu MK，et al.Passive ultrasonic irrigation of the root canal: a review of the literature.Int Endod J，2007，40（6）：415-426.

4. Lui JN，Kuah HG，Chen NN.Effect of EDTA with and without surfactants or ultrasonics on removal of smear layer.J Endod，2007，33（4）：472-475.

5. Vianna ME, Gomes BP, Sena NT, et al.In vitro evaluation of the susceptibility of endodontic pathogens to calcium hydroxide combined with different vehicles.Braz Dent J, 2005, 16 (3)：175-180.

6. El Karim I, Kennedy J, Hussey D.The antimicrobial effects of root canal irrigation and medication.Oral Surg Oral Med Oral Pathol Oral Radiol Endod, 2007, 103 (4)：560-569.

7. Hsieh YD, Gau CH, Kung Wu SF, et al.Dynamic recording of irrigating fluid distribution in root canals using thermal image analysis.Int Endod J, 2007, 40 (1)：11-17.

8. D' Ercole S, D' Arcangelo C, Catamo G, et al.Microbiological study and scanning electron microscopic analysis of root canal wall dentin following pumped Diodium Nd:YAG laser irradiation.New Microbiol, 2004, 27 (1)：55-63.

（王译凡　郭　斌）

根管充填新进展

根管充填是根管治疗的关键步骤之一。现有的文献指出，经过机械预备和根管消毒的根管系统仍能检出细菌。因此，彻底地消毒根管系统通常是不可能的，根管充填的完善与否就成为了影响根管治疗成功与否的重要影响因素。

24. 根管充填的目的

根管充填的目的是封闭经过预备和消毒的根管，阻止病原微生物进入，预防根管系统再感染，同时包埋根管内的残余微生物。

完善的根管充填包括根尖区域、侧支根管及冠部的封闭。根尖区域和侧支根管的封闭可以在阻止根管内残余微生物及其毒副产物的增殖及扩散至根尖周组织的同时，阻止根尖周组织液渗入根管为残余微生物提供营养。冠部的封闭可以阻止口腔中的微生物通过微渗漏进入根管，避免造成根管再感染。通过严密封闭这些区域，形成一个三维立体的封闭效果，这也是理想的根管充填效果。

25. 根管充填的时机

根管治疗一般分为一次完成治疗和多次完成治疗。一般认为影响根管充填时机的因素主要是根管的感染情况。对于根管系统无感染的活髓牙（如因修复或口腔颌面手术需要进行根管治疗的健康牙齿）外伤或深龋引起急性牙髓炎的活髓患牙都可以一次完成根管治疗，以减少诊间微渗漏引起的感染和诊疗时间延长。而对于残冠残根，大多数都是死髓牙，并伴有根尖区的感染，应尽量选用多次完成治疗。

对于多次完成治疗的根管，根管充填的时机应该掌握以下几点原则：

（1）根管已经经过严格的根管预备和根管消毒。

（2）患牙无肿胀、疼痛、叩痛等其他不适。

（3）根管内无明显渗出物。

（4）暂封材料完整。

26. 根管充填材料

根管治疗之父 Grossman 早在 1976 年就在文献中提出过理想的根管充填材料应当具有的 10 项条件，不过现有的国内外相关文献中都尚未提及一种可以完全满足这些条件的根管充填材料。伴随着材料学日新月异的发展，学者们发现以牙胶这类固体类充填材料为主，搭配作为非固体类充填材料的封闭剂进行根管充填，能够具有良好的充填效果。因此，现有的根管充填方法中，大多都由这两类材料相互结合。

27. 常用的根管充填材料

根管充填材料根据其充填前的性状，有固体类、糊剂类和液体类 3 种。其中液体类根管充填材料主要是用于塑化治疗的酚醛树脂，现在我国已经很少使用。现在常用的根管充填材料是固体类根管充填材料和糊剂类根管充填材料。

（1）固体类根管充填材料

包括银尖、钛尖、牙胶尖等。目前主流的应用于根管充填的固体类根管充填材料是牙胶尖。

牙胶尖主要是由天然牙胶（19%～22%）、氧化锌（59%～75%）、蜡／树脂（1%～4%）和金属盐（5%～17%）组成，具有对根尖组织刺激小、过敏反应少、一定的柔韧性、便于放入根管、便于取出等特点。加入的金属盐类成分使得牙胶尖具有 X 线阻射性。牙胶在 50℃ 左右开始软化，随着温度逐渐升高流动性加大，熔融状态的牙胶冷却的过程中会出现一定的体积收缩。

（2）糊剂类根管充填材料

糊剂类的根管充填材料通常在常温下具有一定的流动性，

可以用来充填牙胶尖与根管壁间的空隙，封闭侧支根管、根尖分歧、根管峡部及牙本质小管等位置，提高根管充填的封闭性。常用的糊剂类根管充填材料种类很多，有氧化锌基质类、氢氧化钙类、树脂基质类及生物陶瓷类等。

1）氧化锌基质类

氧化锌基质类根管充填糊剂被广泛应用于临床，氧化锌丁香油酚根管充填糊剂是临床上应用最广泛、历史最悠久的根管充填糊剂，其治疗效果也获得肯定。氧化锌具有收敛作用，丁香油酚具有抗菌性能。有学者指出丁香油酚对乳杆菌、大肠杆菌、梭杆菌、表皮葡萄球菌具有较强的抑制作用，但是酚类在高浓度下有一定的细胞毒性。因此，氧化锌丁香油酚根管充填糊剂的组织刺激性就取决于糊剂中丁香油酚的浓度，现在普遍认为氧化锌丁香油酚根管充填糊剂释放的丁香油酚不足以引起高水平的细胞毒性作用。

Cortisomol 糊剂又称碧兰糊剂，是一种含有类固醇药物的氧化锌基质类根管充填糊剂，和传统的氧化锌丁香油酚根管充填糊剂相比，增加了醋酸泼尼松龙盐的成分，能够有效地抑制炎症反应。研究发现使用 Cortisomol 糊剂能够明显减轻根管充填术后肿痛的症状。

2）氢氧化钙类

早在 20 世纪 20 年代就有学者报道了氢氧化钙具有较强的抑菌作用，目前氢氧化钙在牙髓治疗中的应用也越来越广泛。氢氧

化钙溶液中的 Ca^{2+} 和 OH^- 除了抑制细菌生长外，还能够抑制根尖周组织吸收，同时诱导根尖周骨组织缺损的修复。因此，氢氧化钙类根管充填糊剂具有抗菌、抑菌、促进根尖形成及根尖周组织重建等作用。其细胞毒性小，短期效果好，是一种优秀的根管充填材料。临床上常见的种类有：

①钙维它（Calvital）

主要成分为氢氧化钙、碘仿和丙二醇等。氢氧化钙和碘仿具有较强的抑菌杀菌作用。在临床报道中，应用 Calvital 能够有效地控制感染，促进根尖周组织的矿化修复。

② Vitapex

Vitapex 的主要成分为氢氧化钙、碘仿等。Vitapex 多应用于年轻恒牙的根管充填中，具有明显的抑菌及持续抗感染的作用，并且能够有效地促进根尖周病变组织的恢复，诱导牙骨质细胞形成及根尖骨组织再生。

③ Apexit Plus

Apexit Plus 的主要成分是钙盐（氢氧化钙、氧化钙、磷酸钙），基质为氢化松香，催化剂为双水杨酸、铋盐（包括氧化铋和碳酸铋）。具有良好的生物相容性，混合注入根管后逐渐固化，具有一定的膨胀性，充填的密合度好。

氢氧化钙类根管充填糊剂近年来在临床上被更多的医师所接受，尤其是在通常伴有根尖区域感染的残冠残根的牙髓治疗中，应用氢氧化钙类根管充填糊剂替代氧化锌基质类根管充填糊剂正在逐渐成为根管充填材料的常规选择。

3）树脂基质类

以 AH 系列为代表，现临床上多使用的 AH-Plus 是 AH26 根管充填糊剂的改进型。

AH-Plus 是一种主要成分为环氧树脂的双组分根管充填糊剂，具有体积稳定、封闭性好等特点。由于糊剂本身流动性较好，而且与根管壁、牙本质之间有较强的粘接性，因此充填后能够渗透进入牙本质小管，提高充填的封闭性。并且通过释放低浓度的甲醛，具有一定的抗菌性。

目前对于树脂基质类的根管充填糊剂的临床报道不一，有学者认为其并未体现出和其他类根管充填材料相比更优良的疗效，其较难取出且不吸收的特点为再次治疗带来一定的难度。

4）生物陶瓷类

生物陶瓷类根管充填糊剂都具有良好的生物相容性和骨诱导性，对于根尖区域的病变有很好的加速缺损愈合、诱导骨质再生、刺激硬组织沉积、封闭根尖孔等特点。iRoot SP 是近年来比较优秀的生物陶瓷类根管充填糊剂的代表产品。

iRoot SP 的主要成分是硅酸钙、磷酸二氢钙、氢氧化钙、氧化锆等，不含铝且不溶解于水，注入根管后依靠吸收牙根管或牙本质小管内的水分来引导固化反应，固化后体积稳定。由于其良好的流动渗透性及与根管内牙本质和牙胶尖能形成物理化学粘接，具有优秀的根尖封闭效果，同时也能够在一定程度上加强牙根强度。现有的研究发现，iRoot SP 能够上调一系列促进骨形成的细胞因子水平，因此有利于根尖病变的愈合和根尖周组织的再生。

矿物三氧化物凝聚体（mineral trioxide aggregate，MTA）是近年来被广泛应用于牙髓治疗的生物材料。MTA 的主要成分为硅酸钙、硅酸二钙、铝酸三钙、铝酸四钙，主要离子成分为 Ca^{2+}，由粉和液体制剂组成，调拌后 pH 为 10.2，与牙体组织成分相近。MTA 是一种很有潜力的根管充填材料，具有优良的生物相容性与封闭性、可诱导牙骨质和骨组织再生、不容易被吸收溶解、细胞毒性较小等特点。在国外的文献报道中，MTA 多用于粗大根管及根管弯曲度较小的根管充填。其缺点是 MTA 凝固后较硬，很难取出。

生物陶瓷类根管充填糊剂是近年来牙髓治疗中备受关注的一种根管充填材料，其全面和优良的特性为实现完善的根管充填提供了有利的保障。

28. 常用的根管充填方法

根管充填的质量取决于根管成形的质量，这就要求根管的预备具有合适的锥度和尽可能保持根尖狭窄部的原始形态和位置。

现在常用的根管充填方法有冷牙胶侧方加压法和热牙胶垂直加压法。

（1）冷牙胶侧方加压法

冷牙胶侧方加压法由于应用方便、成本性价比较高等特点，是现在临床上最常用的根管充填方法。通过侧方加压压缩根管内牙胶尖和根管壁的间隙，尽可能增加牙胶的量，并用根管充填糊剂封闭根管内空隙，从而密封根管。然而由于主要成品牙胶尖的横截面呈圆形，因此主尖与副尖、牙胶尖与根管壁之间始终存在缝隙，细菌可以通过这些空隙到达根尖周组织，难以达到严密充填。冷牙胶侧方加压法进行根管充填的成功率为87.4% ～ 94.5%。

（2）热牙胶垂直加压法

热牙胶垂直加压法充填根管是由 Herbert Schilder 提出，在三维充填概念产生后才逐渐得到大力应用和推广。其特点是加热根管中的根充材料使其软化，通过向根尖方向垂直加压，促使充填材料更为致密地充填根管各解剖区域，达到严密封闭根管的效果。根据根尖段的充填方式，将热牙胶垂直加压充填技术分为非连续波或间断热牙胶垂直加压充填技术、连续波垂直加压充填技术。

现有的大量文献表明，热牙胶垂直加压法较冷牙胶侧方加压法可以获得更好的根尖充填致密度。由于热牙胶垂直加压充填技术具有牙胶整体均匀致密、空间稳定性好、根尖封闭能力强等特点，目前热牙胶垂直加压充填技术正在逐渐成为根管充填方法的"金标准"。

28. 其他根管充填材料与技术

（1）核载体充填技术

核载体充填技术也是热牙胶充填技术的一种，其代表就是1978 年由 Johnson 发明的 Thermafil 技术。Thermafil 技术是以树脂聚合物或金属为核心载体外包裹牙胶，大小和锥度与标准根管锉一致，热塑后插入预备完成的根管，一次成形完成根管充填。这种方法快速简洁，但是由于其自身外形是一个规则锥形的特点，对于畸形或者弯曲根管很难进行完善的一次充填，且核载体的存在也会导致根管再治疗的困难。

（2）Resilon/Epiphany 系统（R/E 系统）

Resilon/Epiphany 是一种新型的根管充填系统，包括固体充填材料 Resilon、密封糊剂 Epiphany 和引物。Resilon 是一种热塑性聚己酸内酯材料，成品外形与牙胶尖相似。Epiphany 是一种合成树脂，可以在有引物的条件下和 Resilon 发生反应，使得根管充填材料与根管牙本质形成一个整体，但是国内外的文献对该方法的临床效果报道也存在一定争议。

（3）常温流动牙胶根管充填系统

常温流动牙胶根管充填系统是一种新型根管充填系统。以GuttaFlow 为代表，现在已经有新一代的产品问世。其主要成分是在多聚甲基硅烷类根管封闭剂的基础上增加了纳米银粒子。材料在常温下具有流动性，在压力作用下可完善充填复杂的根管系统，有较好的根管封闭效果，且在阻隔微渗漏方面具有一定的优势。但是由于材料硬固后有轻微的体积膨胀，有超充的可能性，因此具有一定的技术敏感性。

29. 本章精要

根管能否完善充填是评估残冠残根能否保留的重要评价标准。根管充填的"三维充填"从被提出至今已经超过 50 年，人们仍然没有寻找到一种可以完全封闭根管系统的办法。从目前中国人民解放军总医院口腔医学中心接收的相关病例来看，无论是成熟的以牙胶为主的根管充填技术，还是近年来由于材料学突飞猛进发展而涌现的各种以封闭剂为主的根管充填方法，都具有良好的临床效果。因此，准确的术前评估、合理地根据适应证选用合适的根管充填方法、术者的技术经验，都可以增进残冠残根根管充填的效果。

参考文献

1. 樊明文，周学东. 卫生部"十二五"规划教材：牙体牙髓病学.2 版. 北京：人民卫生出版社，2012.

2. Shanon Patel，Henry F Duncan.Pitt Ford's problem-based learning in Endodontology.New Jersey:Wiley-Blackwell，2011.

3. Hargreaves K，StephenCohen，Berman L.Cohen's pathways of the pulp expert

consult cohen.10 th ed.Amsterdam:Elsevier Medicine，2010.

4. Monticelli F，Sword J，Martin RL，et al.Sealing properties of two contemporary single-cone obturation systems.Int Endod J，2007，40（5）：374-385.

5. Ozalp N，Saroğlu I，Sönmez H.Evaluation of various root canal filling materials in primary molar pulpectomies: an in vivo study.Am J Dent，2005，18（6）：347-350.

6. 林菲，杜德顺. 根管封闭剂 . 现代口腔医学杂志，2005，19（1）：103-106.

7. Shipper G，Trope M.In vitro microbial leakage of endodontically treated teeth using new and standard obturation techniques.J Endod，2004，30（3）：154-158.

8. Lipski M，Wozniak K.Thermographic evaluation of the temperature rise on the outer root surface of teeth during Thermafil，JS Quick-Fill and thermo-mechanical compaction techniques. An in vitro study.Thermology International，2002，12（2）：51-57.

9. Brackett MG，Martin R，Sword J，et al.Comparison of seal after obturation techniques using a polydimethylsiloxane-based root canal sealer.J Endod，2006，32（12）：1188-1190.

10. Smadi L，Khraisat A，Al-Tarawneh SK，et al.In vitro evaluation of the antimicrobial activity of nine root canal sealers: direct contact test.Odontostomatol Trop，2008，31（124）：11-18.

11. Furusawa M，Hayakawa H，Ida A.Effectiveness of Calvital（®），a calcium hydroxide formulation，on persistent apical periodontitis caused by over-enlargement of apical foramen.Bull Tokyo Dent Coll，2011，52（4）：209-213.

12. Yang P，Geng FY，Peng Y.The study of the sealing ability of vitapex pasty.

中国医学临床百家

Stomatology, 2004.

13. Zhang H, Shen Y, Ruse ND, et al.Antibacterial activity of endodontic sealers by modified direct contact test against Enterococcus faecalis.J Endod, 2009, 35 (7): 1051-1055.

14. Bouillaguet S, Shaw L, Barthelemy J, et al.Long-term sealing ability of Pulp Canal Sealer, AH-Plus, GuttaFlow and Epiphany.Int Endod J, 2008, 41 (3): 219-226.

15. Ersahan S, Aydin C.Dislocation resistance of iRoot SP, a calcium silicate-based sealer, from radicular dentine.J Endod, 2010, 36 (12): 2000-2002.

16. Zhang W, Li Z, Peng B.Effects of iRoot SP on mineralization-related genes expression in MG63 cells.J Endod, 2010, 36 (12): 1978-1982.

17. Fridland M, Rosado R.MTA solubility: a long term study.J Endod, 2005, 31 (5): 376-379.

18. Slutzky-Goldberg I, Slutzky H, Solomonov M, et al.Antibacterial properties of four endodontic sealers.J Endod, 2008, 34 (6): 735-738.

19. Baumgartner G, Zehnder M, Paqué F.Enterococcus faecalis type strain leakage through root canals filled with Gutta-Percha/AH plus or Resilon/Epiphany.J Endod, 2007, 33 (1): 45-57.

20. Sly MM, Moore BK, Platt JA, et al.Push-out bond strength of a new endodontic obturation system (Resilon/Epiphany) .J Endod, 2007, 33 (2): 160-162.

21. 张琛 . 根管充填的难点和误区 . 华西口腔医学杂志, 2017, 35 (3): 232-238.

（吴　昊　郭　斌）

残冠残根的充填治疗与活动义齿修复新进展

30. 残冠残根的充填治疗

充填治疗适合残留牙体组织尚有足够的抗力形与固位形者，损坏尚未累及牙髓，或虽伤及髓室，但已经过完善的根管治疗者。对牙根尚处于发育过程中的青少年患者，可试用活髓保存治疗，如盖髓术或活髓切断术。上述活髓保存治疗若出现牙髓炎、根尖周炎症状和体征，应及时行去髓术或根管治疗术。

目前，为治疗年轻恒牙龋损而采用的微创技术值得重视。可采用机械法除龋，或以激光法、化学法微创除龋，以自酸蚀粘接剂或常规酸蚀处理后作单一树脂的粘接剂底层处理，以增加与牙体组织的密合性，再以超微或纳米填料的复合树脂材料永久充填。在靠近活髓牙牙髓腔处，可用刺激性小的新型玻璃离子、复合树脂类垫底材料衬垫。

31. 残冠残根支持的全口覆盖义齿修复

许多牙列严重缺损伴少数平齐龈缘的残根，可在完善的根管治疗后，设计为覆盖义齿的基牙。

龋病、牙周病可导致天然牙的丧失，甚至仅存留个别天然牙或牙根，这些余留牙的牙周状况与临床冠根比随之发生改变，若此类患者按照常规可摘局部义齿进行修复，基牙将承担较大的侧向力而容易出现松动或脱落，造成原修复体的失败并影响后期修复。为解决此类患者的修复问题，并增加义齿的固位与稳定，可安放附着体进行全口覆盖义齿修复。附着体义齿适用于邻牙缺牙数多或为游离端缺牙的病例，残根粗大且支持条件较好者可选择安装根内附着体、根上附着体、杆卡附着体或磁性附着体，残根粗大且支持条件较差者宜设计套筒冠附着体。此外，为了保持牙槽嵴高度，对于不能做桩核冠修复的残根，也可在根管治疗后以树脂充填或金属钉帽修复，作为覆盖牙根保存。

由于覆盖基牙高度、外形的不同及是否有固位装置，所起到的支持、稳定与固位的作用也是不同的。一般根据覆盖基牙结构的不同分为如下几类：

（1）基牙无金属顶盖的全口覆盖义齿

无金属顶盖的全口覆盖义齿（常规覆盖义齿）是指基牙经过完善的根管治疗后，用树脂或银汞进行充填，并在其上制作的义齿。这种覆盖义齿制作简单、费用较低，一般用于牙根较短或伴有一定的松动度等基牙条件不良的情况，不适合用于卡环型义齿的基牙进一步修复时，但是临床上可以见到此类覆盖基牙根管口附近易发生龋坏，为此，应采取积极的防龋措施并严密充填根管口，防止基牙直接暴露在口腔环境中，并严格选择适应证，以维护基牙的健康。

（2）基牙有金属顶盖的全口覆盖义齿

有金属顶盖的全口覆盖义齿是在覆盖基牙上制作金属帽状物，并在其上制作的覆盖义齿。这种覆盖义齿的基牙除了具有无金属顶盖义齿的优点外，还具备以下特点：由于金属顶盖能够将基牙与口腔环境隔离，可以在一定程度上防止基牙龋坏，防止基牙出现过敏症状，同时还可以调节金属顶盖轴面聚合度、合理调控义齿固位力的大小。金属顶盖的基牙位于前牙，对义齿美观效果有一定的影响，Yuji Kokubo 通过在基牙的磁性附着体表面覆盖树脂解决了前牙区域放置金属磁性附着体对美观效果的影响。

（3）附着体固位的覆盖义齿

附着体固位的覆盖义齿一般由固定于基牙的牙根或种植体的阳性部分和固定于义齿基托内的阴性两部分组成，两者通过阴阳部件间的机械、摩擦或磁性吸引力等多种机制固位在覆盖义齿中。目前，临床常用的附着体类型主要有杆卡式附着体、球帽式附着体、磁性附着体和 ERA 附着体 4 类，其中附着体类型的不同对修复的成功率、长期疗效和后期维护有着巨大影响。其中，在天然牙齿上安放最多的附着体主要是 ERA 附着体和磁性附着体两类。

① ERA 固位的覆盖义齿

ERA（太极扣）是机械式附着体的一种，包括由义齿基托内的高密度尼龙阳性部件和基牙上的阴性部件，其间有 0.4mm 的垂直缓冲间隙，当黏膜受压变形达 0.4mm 后，基牙或种植体开始与远端牙槽嵴共同承担咬殆力，该设计延缓了基牙或种植体承担咬殆力的时间，避免了硬性支点的形成，起到了应力中断的作用，有效缓冲咀嚼压力，从而降低基牙周围应力峰值。ERA 根据固位力的不同具有白、橙、蓝、灰、黄、红色 6 种不同的类型，其固位力依次增大，这样的设计实现了 ERA 附着体固位力的可调性，临床上可以根据磨损程度和固位要求进行更换，性能可靠，操作简单，满足了临床实际过程中对附着体义齿固位力多样化的需求。

② 磁性附着体固位的覆盖义齿

磁性附着体的应用为基牙的保留提供了一种新途径，并曾被认为是继简单附着体、精密附着体之后的第三代附着体，也被认为是最具发展前景的附着体。研究证实，磁性附着体（非刚性附着体）在保护基牙牙周健康方面优于杆卡附着体等刚性附着体，因为当磁性附着体受到较大侧向力时，附着体内部可以发生滑动或翘动，允许义齿在多个平面上做侧向运动，使磁力快速下降，从而产生应力中断作用，减少基牙或种植体在侧向力作用下受到的损伤。有人对比了磁性附着体和杆卡附着体在创伤性侧向力作用下的颌骨内应力分布，实验结果表明：磁性附着体组种植体周围应力峰值较低，损伤较小。

32. 本章精要

残冠的充填治疗常用于年轻恒牙，需严格掌握其适应证。当活髓保留失败时应及时行根管治疗后修复，避免牙体组织的进一步缺损。

对于老年牙齿缺失的患者，特别是对有全身系统性疾病而无法进行拔牙、种植和剩余牙齿固位力不足的需行活动义齿修复的老年患者，覆盖义齿修复应作为其首选方案。附着体固位的覆盖义齿修复因其固位力强、摘戴方便、使用舒适、易于清洁等特点也成为了覆盖义齿中的首选方案。

参考文献

1. Kokubo Y，Fukushima S.Magnetic attachment for esthetic management of an overdenture.J Prosthet Dent，2002，88（3）：354-355.

2. Makihira S，Sadamori S.Attaching a magnetic root coping to a fiber-reinforced post.J Prosthet Dent，2006，96（5）：381-382.

3. 宋文植，尹万忠.设置缓冲间隙对下颌种植覆盖总义齿应力分布的影响.中华口腔医学杂志，2000，35（4）：263-265.

4. Gonda T，Yang TC，Maeda Y.Five-year multicenter study of magnetic attachments used for natural overdenture abutments.J Oral Rehabil，2013，40（4）：

258-262.

5. 杨春江，吴文慧，徐艳丽. 义齿修复与老年人根面龋易感性的关系. 实用老年医学，2010，24（3）：258-259.

6. van Kampen F，Cune M，van der Bilt A，et al.Retention and postinsertion maintenance of bar-clip，ball and magnet attachments in mandibular implant overdenture treatment: an in vivo comparison after 3 months of function.Clin Oral Implants Res，2003，14（6）：720-726.

（李至睿　郭　斌）

残冠残根的桩核修复进展

桩核是用于根管治疗后修复牙齿残冠残根的常见修复体。桩是粘固在患牙根管内用于获得足够固位的部分；核是位于桩之上，与牙冠剩余的牙体硬组织一起形成全冠预备体的部分。桩核可分开或一体化制作，以初步重建缺损牙齿的临床冠外形，增加牙齿抗力，为进一步制作最终恢复牙齿功能、形态、颜色的外部全冠提供基础。近年来，随着桩核应用材料与制作加工技术不断改进，对牙齿残冠残根的修复效果得到了很好的提升。

33. 桩核应用的发展简史

根据 Ring 口腔医学历史图示的记载：1728 年，法国牙医 Pierre Fauchard 首次描述了将金属桩旋入根管中作为修复体提供固位的方法；1746 年，Claude Mouton 提倡利用一体化金桩冠增加固位，来修复严重破坏的牙冠；1880 年，Richmond 设计了一种烤瓷桩冠修复体，以后被逐渐改进成桩核、冠分体修复，奠定了现代桩核冠修复的基础。20 世纪 60 年代，曾有学者使用预成固位钉加银汞合金或树脂核修复严重缺损的牙齿，但由于无髓牙的牙本质弹性和强度降低，使用固位钉容易引起牙折而导致修复失败。20 世纪 70 年代后期，整体铸造桩核得到应用。

1990 年，Duret 等将碳纤维 / 环氧树脂复合材料制作的非金属预成桩（composipost）引入口腔修复领域。与金属桩相比，碳纤维桩的弹性模量与牙本质更接近，能够使咀嚼应力沿桩体更均匀地分布，而其剪切抗折强度达到临床修复要求，但碳纤维桩为不透光的黑色，美观性较差。此后，与牙齿颜色近似的玻璃纤维桩、石英纤维桩陆续得到研制与应用。

1991 年，Kern 等借助于材料科学加工技术的发展，进行了渗透瓷氧化铝全瓷桩核在临床上的应用研究。1993 年，Meyenberg 等开始尝试预成氧化锆桩＋铸造玻璃陶瓷核与全瓷冠配套应用，获得了良好的牙齿美学修复效果。

2003 年，张相晔等在国内首先报道了关于碳纤维桩的临床应用观察结果及碳纤维装与金属桩、瓷桩的剪切抗折强度和剪切粘接强度体外对比实验结果，证明碳纤维桩可以部分替代金属桩和瓷桩修复牙齿的重度缺损。

34. 桩核材料的种类与特点

（1）金属桩核

金属桩核的口腔临床应用时间最长，已有 200 余年历史，制作材料主要有金钯、银钯等贵金属合金，镍铬（即钢桩核）、钴铬、银铜、钛等非贵金属合金，纯钛金属等，显著优点是物理强度高，坚固耐用。

①金属简单桩

在根管内固位的预成金属桩统称为简单桩，常用不锈钢或钛合金制作，口腔修复临床上需与银汞合金、玻璃离子水门汀或复合树脂等可塑形的配套核材料联合应用，也可与铸造合金核铸接形成桩核修复体应用。

按照金属简单桩的外形可分为锥形桩和平行桩（光滑面平行桩和锯齿状表面平行桩）；按照金属简单桩的固位方式可以分为表面没有螺纹的粘接式固位桩（被动式桩）和靠螺纹旋转嵌入根管内壁固位的螺纹式固位桩（主动式桩）。螺纹桩的固位力更大，但在桩的旋入过程中会对牙根产生较大的应力，增加了牙根折裂的风险。预成桩多用于圆形根管，不同直径的桩需用直径配套的钻针进行根管预备。

金属预成桩的优点是临床操作简便快捷，价格低廉。缺点是其形态不能与个性化的患牙根管紧密贴合，如果剩余牙体组织不足，根管细小或呈椭圆形，不适合使用金属预成桩，且桩与核以不同材料相结合的强度较低，易发生核的碎裂导致失败。

②铸造金属桩核

据患牙根管破坏的不同形态进行个性化失蜡铸造法制作。铸造金属桩核的优点有：

A. 适应证范围广，能与患牙根管及根面紧密贴合，粘接后可以保证桩核在根管内的固位良好。

B. 能适当改变排列不齐患牙的冠预备体的唇（颊）舌侧倾斜方向。

C. 抗折强度较高，特别在咬殆力大、修复空间小、牙本质肩领不足时不易变形折断及脱位。

D. 对后牙不平行的多根管可制作成分体式铸造桩核。

E. 金合金类贵金属桩核的生物相容性、抗腐蚀性相对较好，硬度比镍铬合金低，制作技术成熟，在国内外广泛应用，在过去的几十年中一直是桩核修复体的金标准。

F. 纯钛铸造桩核具有较好的生物相容性和耐腐蚀性，对核磁共振成像的影响比镍铬合金桩核的影响小。

铸造金属桩核的缺点：

A. 镍铬不锈钢桩核的色泽和生物相容性差，在口腔的酸性环境中存在镍、铬离子的析出，使局部软硬组织着色。且具有轻微的细胞毒性，部分患者可能对该合金过敏。

B. 纯钛桩核的生物相容性、抗腐蚀性好，但抗压强度和抗张强度都比不锈钢桩核低，因其阻射性低难以被 X 线检测辨别。

C. 银钯合金桩核的生物相容性优于镍铬不锈钢桩核，硬度较低，降低了根裂的风险，但其强度低，应用时要求牙体剩余组织量多，且颜色不美观。

D. 对需要重新进行根管治疗的病例，所有金属桩核都难以从根管内拆除。

E. 一般金属材料的弹性模量均明显高于牙本质的弹性模量，即使应用弹性较大的粘接材料缓冲应力，导致牙根折裂的风险仍较大。

F. 金属材料的弹性模量远高于水门汀，在功能状态下，二者之间的结合层可能产生应力集中区而发生破坏，最终造成桩核脱粘接。

G. 镍铬合金桩核在核磁共振成像时可产生伪影，与金属体积成正比，在面部下 1/3 区影响对软硬腭、舌、颌骨、上颌窦底等解剖结构的观察。

H. 金属桩核没有透光性，与全瓷冠搭配使用时，不能达到模仿天然牙体组织半透明的美观效果。

（2）全瓷桩核

全瓷桩核主要包括渗透瓷的预成氧化铝桩＋玻璃陶瓷核、预成氧化锆桩＋玻璃陶瓷核、一体氧化锆桩核等。

预成全瓷桩加铸瓷核的优点：①瓷桩核经过高温熔接，生物相容性优越，无细胞毒性和致敏性。②氧化锆桩由紧密排列的氧化锆四方晶体制成，抗压、抗折、硬度高、耐磨性好。③由全瓷桩核支持的全瓷冠修复体有接近天然牙的美学、光学效果。④对 X 射线阻射，不影响核磁检查。

预成全瓷桩加铸瓷核的缺点：①硬度过高，弹性模量比镍铬合金高，当修复体受到较大的咬𬌗冲击力时，可能造成牙根劈裂。②脆性高，折断后留在牙根内的残余部分很难再取出，使患牙失去再修复的机会。③瓷桩的表面光滑，与树脂性粘接剂结合力差，在牙根内的固位力低。④不能改善桩核冠修复的倾斜方向。⑤制作价格昂贵。因此，目前全瓷桩核的应用不如金属和纤维桩核广泛。

近年来，已有个例报道使用计算机辅助设计／计算机辅助制造技术（CAD/CAM）的方法制作出个性化、一体化的氧化锆桩核，其长期临床应用的效果还需要进一步观察。

（3）纤维树脂桩核

预成纤维树脂桩核属于新型材料的桩核修复体，其种类包括预成纤维桩＋树脂核、个性化纤维树脂桩核、CAD/CAM、个性化一体纤维桩核。

应用预成纤维桩树脂核修复牙体缺损已有 20 余年，纤维桩内部含有很高比例的、连续的同向高强度纤维丝，周围包裹着树脂基质，防止纤维散开，这种高强度纤维丝可以替代某些金属制造航空航天器的零件。

与传统的金属桩核比较纤维树脂桩核总体有以下突出优点：①纤维桩具有一定的弹性，在受到较大的咬𬌗冲击力时，纤维桩核可先于剩余牙体组织发生折裂或脱落，减少牙根折裂的危险，保护患牙，使其有再次修复的可能。②预成纤维桩的弯曲抗折强度在 550 ～ 900MPa（临床应用所需为 400MPa），高于牙本质的弯曲抗折强度（约为 210MPa），可以增强缺损患牙牙颈部的抗折力，单位横截面上的纤维丝量越多，强度越高。虽然金属桩最硬，弯曲强度比纤维桩高，但其断裂模式大多为累及牙根的垂直坡坏，造成牙根折裂，丧失再修复的机会。③纤维桩核与牙体组织的颜色接近，外观呈现为半透明，在其外部制作的全瓷冠修复体自然逼真、美观，患者满意度高。④纤维桩周围的树脂与树脂粘接剂的化学粘接性能超过金属桩。在电子显微镜下，纤维桩表面呈多孔性，能提供最大粘接面积，使粘接剂进入微孔中形成锁扣，增强了固位粘接性能。⑤生物相容性稳定，不易引起牙周软组织过敏和牙龈变色，纤维桩采用 134℃ 高温、2.2MPa 高压消毒，50 分钟无显著变化。⑥门诊修复周期短：各种预成纤维桩核系统都有配套的钻针和树脂粘接材料，可以由医师在椅旁一次完成纤维桩树脂核的临床制作，减少了患者就诊的次数和时间。⑦不对核磁共振成像检查产生伪影。⑧必要时用螺旋器械去除旧纤维桩核比较容易，利于保存牙根、牙周膜及牙槽骨的完整性，进行再治疗。

纤维树脂桩核的缺点：①受 X 线透射作用影响，不利于检查治疗效果和监测继发龋的发生。②不易判别拆除纤维树脂桩的效果。③由于纤维桩的弹性大，在力的作用下可产生微弯曲，如果不密合使粘固剂产生裂隙，最终可能导致继发龋的产生。

现将不同种类纤维树脂桩核的特性总结如下：

（1）预成纤维桩

包括预成碳纤维桩、预成玻璃纤维桩、预成石英纤维桩，所有预成的纤维桩都要与复合树脂核联合应用。

碳纤维桩应用较早，但因其为影响前牙美观的黑色，国内最早多用于儿童和青少年患者牙体缺损的临时修复。从材料特性的研究来看，碳纤维桩和石英纤维桩的抗疲劳性能优于玻璃纤维桩，虽然玻璃与石英的主要成分都是二氧化硅，但玻璃是非结晶态的二氧化硅和其他化合物的混合物，而石英是结晶态的纯二氧化硅，抗疲劳强度更好。预成纤维桩具有上述纤维树脂桩核总体的优点和缺点，自身缺点：①预成纤维桩的规格尺寸固定，无法与椭圆形及严重缺损的漏斗状（喇叭口状）根管的形态密合匹配，摩擦固位力低，增加了桩核的脱粘接率。②应用时必须与患牙的长轴一致，不能纠正牙冠唇颊舌向的不良倾斜角度。③核树脂与纤维桩之间存在结合力低的粘接界面，树脂核受到较大力时可能碎裂，导致全冠脱落。④患牙的牙本质肩领不足 2mm 高、1mm 宽时，预成纤维桩易折断或脱落，不宜选用。

（2）个性化纤维树脂桩核

严重缺损患牙的根管口常呈现喇叭口状，或某些根管呈椭圆形，无法直接插入预成圆柱形纤维桩，如果使用圆柱形钻预备根管，发生根管壁过薄或侧穿的风险较大。为了使纤维桩尽量与患者个性化的牙根形态匹配，有报道应用下列方法制作个性化纤维树脂桩核：①使用带有粘接性的聚乙烯纤维增加与牙体组织的结合力。②用慢速磨头手工调改粗纤维桩，至其适应根管的特殊形态。③用导光棒插入根管内，固化再造根管壁的复合树脂，改变牙根管形态。④将主纤维桩插入漏斗状根管，然后用多根细纤维束填充二者间的空隙，再进行桩核整体固化。⑤在漏斗状牙根的石膏模型上，改进纤维桩的形态，然后在桩的周围包裹复合树脂，与牙根形态相匹配。⑥将硅烷化预浸润的具有可塑性的单束细 Everstikc 纤维插入根管后进行侧压，并弯制成所需角度，再不断增加插入的纤维束进行侧压，直至粗大的根管完全被纤维充满，光照固化形成个性化纤维桩核。

（3）CAD/CAM 个性化一体纤维桩核

2008 年，北京大学口腔医学院与北京化工大学开发出可用于切削加工的环氧基玻璃纤维树脂块，单位横截面上的纤维丝量增加，每一根纤维的玻璃纤维都有树脂包裹，无数根纤维呈一定方向紧密结合排列，在切削的过程中纤维不会散开。临床先对患牙按照金属铸造桩核的常规要求进行牙体预备、制取印模模型、制作个性化铸造桩核的蜡型，然后对此蜡型进行扫描获得桩核的三维数学模型，再利用 CAD/CAM 技术设计修改并切削成个性化的一体玻璃纤维桩核，初步应用的效果良好，基本达到了理想桩核应具备的很多要求，成为定制式纤维桩核的发展新方向。

新型的 CAD/CAM 一体化纤维桩核克服了以往预成纤维桩的不少缺点，其特点是：①个性化 CAD/CAM 制作，与患牙根管比较密合，避免粘接水门汀过厚，尤其是呈喇叭口状根管口的患牙或牙本质肩领不完整的患牙固位良好。②弹性模量仍与牙本质近似，因桩与根管的接触面积增加，可均匀传导咬骀应力，避免在薄弱牙根内出现应力集中区。③一体化制作，消除了桩与核的粘接界面，质量更轻，被认为是金属铸造桩核良好的替代品。④其直径在根管口区一般大于预成玻璃纤维桩，咬殆时具有更大的抗折力。⑤牙色纤维材料具有良好的半透明性，耐腐蚀不变色，与全瓷冠匹配修复的美观效果好。⑥可以少量改变修复后牙冠唇颊舌向的倾斜角度。⑦不影响核磁共振的医学成像。

CAD/CAM 一体化玻璃纤维桩核目前的主要缺点是制作工艺仍相对复杂，蜡型扫描及 CAM 加工精度仍有待于提高。

35. 各种桩核材料的机械性能

不同学者根据各自的实验对桩核或桩核材料的各种机械性能进行过报道。

弹性模量值是反映材料抵抗变形能力的参数，材料的弹性模量值高代表硬度高，抗变形的能力强，而弯曲强度则是衡量材料弯曲韧性的参数，通常使用三点弯曲实验来测试材料的弯曲强度或测试脆性材料的抗折强度。根据力学原理，当一个复合体受到外界的应力时，应力将从弹性模量值高的材料向弹性模量值低的材料传递，因此，如果桩材料的弹性模量比牙本质的弹性模量高出过多，桩核冠修复后的牙齿受到较大咀嚼冲击力时，首先破坏的将是牙本质。目前认为桩材料的弹性模量值接近或不超过牙本质弹性模量值的 2 倍时，使牙体组织首先被破坏的风险较小。

（1）不同桩核材料弹性模量的实验参考数据

根据实验测试，牙本质的弹性模量为 17.5～18.6GPa，其他桩或桩核材料的弹性模量分别为：碳纤维桩 34.4～116.9GPa，石英纤维桩 24.4～41.9GPa，玻璃纤维桩 28.2～56.2GPa，钛桩 66.1～110.0GPa，金合金桩 53.4～86.7GPa，镍铬合金不锈钢桩 108.6～193.7GPa，氧化锆的弹性模量在 170～210GPa，其中后两种桩材料的弹性模量值明显高于牙本质。使用镍铬合金、氧化锆制作的桩核冠修复体设计不当而不能使咀嚼应力均匀分布时，修复后咬秴力、冲击力造成牙体组织首先破坏的风险较大。在上述桩材料中，纤维桩核的弹性模量值最接近牙本质的弹性模量值，金合金在所有金属桩核中的弹性模量值最低，以往应用最广泛。

（2）不同桩核材料弯曲强度的实验参考数据

牙本质的弯曲强度是 212.4MPa，碳纤维桩为 978.2～1394.4MPa，石英纤维桩 879.1～1131.1MPa，玻璃纤维桩 961.4～1412.2MPa，镍铬合金不锈钢桩 742.6～1436.1MPa，钛桩 1280.7～1477.9MPa，金合金桩 355.5～1545.3MPa。

某些实验将材料样本的一端包埋在环氧树脂中，进行剪切抗折强度的测试，结果：牙本质的剪切抗折强度 100MPa，碳纤维桩核的剪切抗折强度 199MPa，二氧化硅全瓷核材料 193MPa，铸造镍铬合金桩 210MPa。在相关文献报道中，先将离体牙截冠，体外分组，模拟不同材料的桩核冠修复，在万能力学测试机上逐渐加力，直至桩核样本折断、破坏的方法是检测桩核修复体抗折强度的常用方法。

以 CAD/CAM 一体化玻璃纤维桩核组修复无牙本质肩领患牙的体外实验表明其平均抗折力为 246.9N，与铸造金和金桩核组（290.1N）比较差异无统计学意义。

（3）抗疲劳强度测试

口腔咀嚼过程是包括拉伸、压缩、剪切等多种形式的重复咬殆加载和卸载的活动，并且经受口腔内反复的冷热循环刺激。抗疲劳强度的体外实验最接近口腔内的情况，可以推测模拟桩核修复牙齿残冠残根后的使用寿命。有冷热循环和周期加载的疲劳实验结果表明：锆瓷桩的弯曲强度只降低 2% 时，各种纤维桩的弯曲强度下降 11% ～ 24%，玻璃纤维桩的弯曲强度下降量最多。

推测影响纤维桩抗疲劳强度下降的因素，与纤维束直径、分布、结合紧密程度及包裹树脂的粘接性能有关，桩核、粘接剂、牙根三者中的最薄弱环节首先发生损坏。一般粘接剂层在咀嚼循环受到的应力比较集中，发生破坏的概率较高，从而造成桩核脱落。

36. 各种桩核的临床应用效果

对金属铸造桩核修复体的回顾性研究发现，金属铸造桩核的平均使用寿命为 7.3 年，平均失败率为 11.2%，也有学者报道金属桩修复 10 年的平均失败率约为 6%，造成失败的主要问题是桩核脱落、牙根折裂、牙龈变色等。

不同实验观察到预成纤维桩树脂核修复 1 ～ 3 年的成功率为 92.3% ～ 93.5%，7 ～ 11 年成功率为 89% ～ 93%，造成失败的主要问题是桩从牙根内脱落、树脂核碎裂造成修复冠脱落和边缘渗漏着色。牙根折断和纤维桩折断的情况较少见。

37. 影响桩核临床修复效果的因素

影响桩核冠修复整体强度的因素很多，包括冠修复体、桩核系统、粘接系统、剩余牙体组织、咬殆关系及功能活动等诸多方面。关于冠修复体材料学的研究大多显示不同冠材料修复后的强度因具体所用材料不同有明显差异，但 Salameh 等发现在有桩植入牙体时，尽管冠的材料可以明显影响破坏模式的分布，却不再是影响整体强度的主要因素，这是因为桩成为了修复体传导载荷的主体，弱化了冠材料对应力分布的影响。在桩核冠修复中，桩核位于修复整体中心，是受力、传导的主体。因此，影响桩核系统的因素，也会显著影响修复后整体的抗折强度，从而影响最终修复效果。

（1）患牙的剩余牙体组织量

牙冠部剩余牙体组织量的增加可以显著增加根管治疗后牙齿的抗折断性能。

①患牙剩余牙壁的数量至少应在两面牙壁以上。

②选择使用预成纤维桩核要求牙体根壁至少 1.00mm 厚才能

防止在水平作用力下根折裂。

③有无牙本质肩领：牙本质肩领是被全冠修复体边缘越过桩核与剩余牙体组织的交界线后所覆盖的牙颈部完整 1 周宽度大于 1.5 ～ 2mm 的牙本质，也称"箍效应"（ferrule effect）。牙本质肩领，延长了冠向封闭的距离，增加了桩核在根管内的固位抗折性。具有 2mm 高完整牙本质肩领的桩核修复体所达到的抗折性能可以接近天然牙的抗力。牙本质肩领的部分缺失如为牙冠近远中斜行缺损，仍可以使用纤维树脂桩核修复。牙本质肩领缺失较多时，只能选择金属铸造桩核、个性定制的一体化全瓷桩核、CAD/CAM 一体化纤维桩核，以保证修复体与剩余牙冠牙根组织密合，达到足够的摩擦与粘接固位强度，使咬𬌗应力均匀分布，防止牙根折裂。

④根管口的大小：根管口敞开时，使用铸造金属桩核修复的抗脱落力及抗折强度是使用预成纤维桩树脂核时的 2 倍。

⑤可保留修复的牙齿残冠残根被牙龈覆盖时，可采用冠延长术或正畸牵引术完全使根面牙体组织暴露，再结合修复治疗。

⑥磨牙半切除术的选用：如果上颌磨牙的腭根、下颌磨牙的远中根周围牙槽骨的高度基本正常，并能够进行完善的根充治疗加以修复利用时，可以施行磨牙的半切除术切除牙周骨组织病变严重的上颌磨牙的颊根、下颌磨牙的近中根，同时采取对修复体颊舌向减径等降低承受咬𬌗力的措施进行桩核冠的修复。

（2）牙位

纤维桩核与金属桩核应用于前牙时受到剪切向咬𬌗力，其失败率明显高于受垂直力的后牙。

（3）桩核修复体适应证的选择

前牙区的美学修复要选用牙色的纤维树脂桩核、全瓷桩核与全瓷冠配套应用，有短期观察研究证实螺纹桩加树脂或银汞核修复牙体缺损的成功率显著低于纤维桩树脂核修复的成功率，而且在前牙修复时差距更明显。

（4）桩核预备体的基本要求

①参照患牙完善根管充填治疗后的 X 线片，桩的长度最好达到患牙牙根长度的 2/3，最低要达到牙槽骨内根长的 1/2。理论上桩的理想长度应与修复后的临床冠长度相等，但在实际临床工作中，牙根在牙槽骨内的长度与修复后临床冠的长度相等是最低的保存修复要求。因此，桩长可短于修复后临床冠长 2～4mm，这 2～4mm 为根尖的根充封闭区。桩长度对金属桩抗折性的影响大于纤维桩。随着金属桩长度（5.0mm、7.5mm、10.0mm）的增加，牙体应力值减少，牙体的抗折裂性加强，而纤维桩核长度影响应力的变化不如金属桩核明显。使用桩长度 2mm 与 7mm 的纤维桩核修复后，牙体抗折性无明显差别，在桩长度等于 5mm 时，选择使用纤维桩核修复，牙体的抗折裂性要优于使用金属桩核修复。

②桩的直径应为牙根横截面直径的 1/3，桩直径增加，抗折

强度将增加，但如果牙根壁过薄，整体修复的抗折性降低。

③桩的形态需适合根管锥度形态，尽量少破坏根管的受力形态。

④桩核与牙冠保留的牙体组织共同形成冠预备体的形态。

⑤外冠的边缘最好包绕牙本质肩领。在修复的过程中因牙体预备不当造成剩余牙体组织的过度丧失或根壁侧穿，会降低患牙的强度，增加牙根折裂的风险。

（5）桩核粘接的影响

铸造金属桩核在根管内的固位力主要来自因密合性良好的摩擦力。以往常选用磷酸锌水门汀、玻璃离子水门汀粘固，目前也常用树脂水门汀粘固。镍铬合金桩核的剪切粘接强度约为3.8MPa，预成桩核、全瓷桩核、纤维桩核，通常用树脂水门汀粘固，碳纤维桩核的剪切粘接强度约为2.4MPa。有报道认为近牙颈部根管区域的粘接强度最高，从冠方向到根尖方向移动时，桩与根管壁的粘接固位力显著降低。纤维桩被环氧树脂基质包绕，与树脂粘接剂可以形成化学粘接；在粘接剂与牙本质界面，粘接剂向脱矿的牙本质中渗透，可以形成复合层；预成纤维桩与树脂核界面的结合力相对较弱，报道为 5 ～ 11MPa，硅烷偶联剂可以提高纤维桩与树脂核的化学结合力。树脂粘接剂的前处理液一般会加快一些树脂水门汀的聚合速度，如果没有擦干前处理液将造成树脂水门汀提前聚合，容易使桩核无法正确就位。水门汀过厚或者过薄都会影响粘接效果，根管内的树脂水门汀常被桩核压挤得过薄，没有充足的空间聚合收缩，不利于树脂固化，但粘接剂层过厚易被破坏。有研究认为，粘接预成金属桩的最佳的水门汀厚度约为 105μm；而粘接预成桩时，87.4μm 与 316.7μm 的水门汀厚度对粘接力影响差异无统计学意义。

（6）其他因素

新型的发光二极管型光固化灯在粘接效能上优于传统的卤素灯泡型光固化灯。光固化灯长期使用后功率降低，会明显影响粘接剂固化效果，需定期检测更换灯泡。

（7）微渗漏

良好的封闭性是临床上施行高质量的桩核修复要求之一，微渗漏是评价封闭性的主要方法。根管充填不致密及不良的桩核修复可造成材料与牙体间的微渗漏，唾液及细菌可渗入牙体组织造成二次感染，影响牙体修复远期效果。用树脂水门汀粘接桩核的微渗漏值显著低于用玻璃离子水门汀和磷酸锌水门汀粘接的结果。对比不锈钢桩、碳纤维桩、氧化锆瓷桩核粘接后的微渗漏值及桩核粘接力的大小是否有差别，不同的实验结果不同，仍有争议。

38. 桩核修复体的体外实验研究及有限元应力分析研究

体外模拟实验通过在离体牙上制作桩核修复体的样本，模拟口腔内的情况，用来研究桩核修复体的抗折性能、抗咀嚼疲劳性能、粘接性能、粘接面的形态。

定性研究主要依靠扫描电镜观察和透射电镜观察；定量实验主要有最大抗折实验、循环加载实验、退出实验、微拉伸实验等。

二维及三维有限元分析法广泛应用于口腔桩核修复体的生物力学分析，为桩核修复体的设计和材料选择提供了理论依据，通过有限元分析发现，尽量使桩、粘接剂、牙本质三者的弹性模量接近而缓解咬秴造成的应力集中，似乎可以达到更理想的修复效果。

39. 本章精要

与传统的金属桩核相比，纤维桩核与牙齿颜色相近，美学性能良好，质量更轻，不含金属，在弹性模量、生物相容性、抗腐蚀、抗疲劳性能、耐腐蚀性及电绝缘性等方面显示了突出的优势，能增加牙齿残冠残根的再修复率，在国内外的应用中越来越广泛。

随着加工技术的进步，CAD/CAM 技术也开始应用于一体化纤维桩核的个性定制，它能部分替代铸造金属桩核修复呈喇叭口状根管口的患牙或牙本质肩领不完整的患牙，进一步扩大了纤维材料应用的适应证，延长了患牙的使用寿命，因此被认为是铸造金属桩核很好的替代品，是桩核修复材料、技术发展的新方向，但目前个性化一体化纤维桩核的制作需要经过下列复杂流程：制作桩核预备体的印模—模型—蜡型—扫描，才能形成三维图像，设计修改后才能进行 CAM 加工制作，步骤较多，制作精度受到影响。从患者牙根的三维 CT 精确图像或从根管预备后的印模扫描直接转换成个性化一体化桩核的 3D 图像，再进行桩核的虚拟现实设计，辅助以计算机加工，实现桩核更高精确性的制作及研究正在进行中。

参考文献

1. 王新知，杨茜. 不同类型桩核修复牙体重度缺损的回顾与进展. 北京大学学报（医学版），2011，43（1）：6-12.

2. 冯昌芬，逄键梁. CAD/CAM 一体化纤维桩核的研究进展. 口腔颌面修复学杂志，2015，16（5）：318-320.

3. 王洁琪，郑美华. 桩核修复微渗漏影响因素研究进展. 口腔颌面修复学杂志，2015，16（4）：250-252.

4. 马雅静，李冰. 桩核冠修复的有限元分析法研究现状及进展. 中国药物与临床，2016，16（1）：49-51.

5. 陈雅竹，童萍，杨玲，等. 用不同修复材料及粘接剂进行桩核冠修复效果的研究进展. 当代医药论丛，2017，15（16）：45-46.

6. 陈智，陈彬文. 根管治疗后牙体修复的治疗方案选择. 华西口腔医学杂志，2015，33（2）：115-120.

7. Liu P，Deng XL，Wang XZ.Use of a CAD/CAM-fabricated glass fiber post and core to restore fractured anterior teeth: A clinical report.J Prosthet Dent，2010，103（6）：

330-333.

8. Schmitter M, Rammelsberg P, Lenz J, et al.Teeth restored using fiber-reinforced posts: in vitro fracture tests and finite element analysis.Acta Biomater, 2010, 6 (9) : 3747-3754.

9. Asmussen E, Peutzfeldt A, Sahafi A.Finite element analysis of stresses in endodontically treated, dowel-restored teeth.J Prosthet Dent, 2005, 94 (4) : 321-329.

（陈 飞 郭 斌）

残冠残根的全瓷修复

随着全瓷材料和粘接材料的发展，越来越多主要依靠微观机械嵌合的粘接修复开始出现，并且取得不错的效果。让临床医师对于经完善根管治疗后的残冠残根多了一种治疗选择。

40. 残冠残根的全瓷修复流程

（1）牙体预备

残冠残根尽量保留健康的牙体组织，去尽腐质和薄弱的牙壁，殆面磨除牙体组织厚度不小于 2mm，牙体缺损部位及髓腔制备箱状洞形，底平，壁直，无倒凹，洞壁外展 2°～5°，洞缘无斜面，箱状洞形内点线角圆钝，各轴壁连续光滑，底不平或洞过深的可用充填型玻璃离子或流体树脂垫底。冠边缘采用包绕式或对接式。制备肩台宽度为 1mm，如剩余轴壁厚度＞1.5mm，则设计为包绕型边缘，否则设计对接型边缘。

（2）材料选择

增强型的玻璃陶瓷对于残冠残根的修复是个很好的选择，较传统的玻璃陶瓷有着更优的抗折强度。这类材料的成分中含有一定比例的玻璃成分，可通过氢氟酸处理、硅烷化偶联，实现可靠的粘接效果，对玻璃陶瓷修复体的长期保存率有直接影响，不仅能够保证修复体的固位，并且决定了修复体的临床抗折裂强度。

义获嘉·伟瓦登特（Ivoclar Vivadent）公司生产的 IPSe.maxCAD 瓷块是二硅酸锂（$LiSi_2$）增强型玻璃陶瓷。经烤瓷炉烧结后弯曲强度可提升到 360MPa 以上，为传统玻璃陶瓷材料的 2～3 倍。由于该材料强度较高，因此其粘接过程既可经过酸蚀处理后使用树脂粘接剂，也可使用传统水门汀，其中树脂粘接剂能够使材料的抗折强度进一步提升。

由登士柏公司推出的加强型玻璃陶瓷 Celtra Duo 瓷块是氧化锆加强型硅基锂基陶瓷（ZLS）。此产品与以往的二硅酸锂加强型玻璃陶瓷有所不同，在 Celtra Duo 的材料成分中，除了二氧化硅、氧化锂之外，含有约 10% 的二氧化锆，均匀分散于其玻璃相。Celtra Duo 瓷块的初始强度可达到 420MPa，切削后的即刻强度约为 210MPa，可经过调磨、抛光处理后直接粘接，适用于嵌体、高嵌体修复病例；如果经过釉烧处理，强度可升高到 370MPa，适用于单个牙冠尤其是后牙冠的修复病例。

Vita Suprinity 是由 Vita 公司推出，也是二氧化锆加强型硅基锂基玻璃陶瓷，其成分中含有约 10wt% 的氧化锆成分。Vita

Suprinity 是尚未完全结晶的瓷块，弯曲强度约为 180MPa，结晶完成后弯曲强度可达到 420MPa，其弹性模量约为 70GPa。适用于嵌体、高嵌体、单冠修复。

（3）材料粘接

大量研究表明，使用树脂粘接剂后，可以显著提高修复体的抗折裂能力，使修复体承受的应力更好地分散到牙体组织上，并增加修复体的固位力。尽管树脂粘接剂应用广泛，但对于临床医生而言，了解树脂粘接剂的应用情况，明确其粘接强度及影响因素，并能合理使用和选择树脂粘接剂是十分重要的。硅酸盐类瓷含玻璃硅基质，依赖陶瓷中玻璃相，对酸蚀敏感，经过硅烷化处理后可获得可靠的粘接力。双固化树脂类粘接剂为残冠残根后期瓷材料的修复提供了可靠的保证。

41. 本章精要

随着人们消费水平的提高，患者不单单只要求恢复残冠残根的功能，越来越多的患者开始在注重功能的情况下考虑到美观的需求。全瓷修复不仅能提供更好的功能恢复，其生物相容性、安全性、美观性等更是烤瓷修复所不可比拟的。本章介绍了残冠残根全瓷修复的临床操作要点及市面上常见的全瓷修复材料的性能，为临床上对残冠残根保留治疗提供了参考。

参考文献

1. 赵铱民，陈吉华. 口腔修复学.7 版. 北京：人民卫生出版社，2012.

2. 万乾炳. 口腔临床操作技术丛书 全瓷修复技术. 北京：人民卫生出版社，2009：122-124.

3. 王文洁，孙小丹. 椅旁即刻全瓷髓腔固位冠修复后牙残根残冠的临床研究. 中国药物与临床，2015，15（10）：1469-1470.

4. 霍欢，殷家悦，艾红军. 树脂粘接剂在全瓷修复中的应用进展. 国际口腔医学杂志，2016，43（5）：554-559.

5. 李智，高承志，许永伟，等. 铸造陶瓷高嵌体修复根管治疗后前磨牙的 3 年临床效果观察. 华西口腔医学杂志，2015，33（3）：263-266.

（黄　阳　郭　斌）

日新月异的显微根尖外科手术

根尖外科手术是牙体牙髓专科学习的内容之一，诸多牙体牙髓病学统编教材都有若干章节讲述。但是，由于以往传统的根尖外科手术疗效不确定，根尖外科手术在国内牙体牙髓病学领域始终发展缓慢。反观当代国际牙体牙髓病学及牙体外科的发展，根尖手术早已进入显微根尖外科手术时代。在现代显微牙科技术及诸多新材料新技术的应用下，显微根尖外科手术可以获得良好的预期效果，在残冠残根的保存治疗中发挥着重要作用，已成为牙体牙髓非手术治疗的必要补充。笔者结合国内外最新的显微根尖手术理念与自身的临床实践经验，和大家分享显微根尖手术的一些最新进展。

42. 显微根尖外科手术的定义

显微根尖外科手术是指当患牙不适合用非手术方法进行牙髓治疗时所选择的手术治疗方法，需借助牙科显微镜、显微手术器械、超声器械、锥形束 CT、倒根充材料等先进设备和材料才能实现良好可预期的术后效果。手术的目的是去除牙齿根尖周病变、预防复发和促进根尖周骨愈合。

43. 手术程序的更新

（1）翻瓣的设计

在以往的根尖手术中半月形翻瓣很常见，现在已经不推荐使用，主要原因是手术入路不理想、术后持续的炎症反应、易形成愈合瘢痕。现代显微根尖手术主张翻三角形瓣，做保留龈乳头切口和牙龈缘下翻瓣，尤其是牙龈缘下翻瓣在前牙美学区域应用广泛，既能保护龈乳头，又能避免术后牙龈退缩形成黑三角和食物嵌塞。同时，应用显微手术技术后，垂直切口也可以达到常规垂直切口的 1.5～2 倍，翻瓣可以更彻底、更充分地暴露术区。

（2）骨开窗

在显微根尖外科手术中，借助放大器械，骨开窗可以做到更微创、更精准，骨窗的直径 3～4mm 即可，满足 3mm 超声工作尖的使用。临床研究表明，术后的愈合速度和术中骨开窗大小直接相关，开窗越小，骨愈合越快。＜ 5mm 的开窗平均 6.4 个月就可以完全愈合，而 6～10mm 的开窗范围则需要 7.25 个月，超过 10mm 的开窗则需要 11 个月。所以，临床医师应该遵循的原则是，在顺利完成手术操作前提下，骨开窗尽可能小。为了达到微创开窗的目的，还需要术前准确定位根尖置位。定位根尖位置应遵循下面原则：

①对于根尖病变穿透皮质骨或者接近皮质骨的病例，翻瓣后可以在显微镜下看到或通过显微探针检查根尖病变骨破坏的范围。

②如果皮质骨很完整，则需要术前借助 CBCT 等数字化影像手段精确评估根尖位置。

③如果根尖病变累及下颌磨牙的近远中根，开窗应先从病变中心开始，并扩展到近中和远中根。如果近远中根病变独立，则应单独开窗。

（3）根尖切除术

根尖切除是指在刮除病灶区域肉芽组织后，以垂直于牙长轴的角度截除暴露的根尖 3mm，需选择钨钢裂钻和 45°仰角机头，配合充足的水汽冷却。根尖切除的要点如下：

① 3mm 的根尖截除量大约是所用裂钻直径的 2 倍。

②截根后，应再一次彻底清除肉芽组织（牙根尖后侧经常残留肉芽组织）。

根尖截除 3mm 的临床意义在于：

①中断病变进程。

②去除根尖解剖结构变异（包括根分歧、侧支根管、根尖峡部、极度弯曲）。

③去除医源性的破坏（根尖区台阶、堵塞、侧穿、带状穿孔、器械分离）。

④最大限度去除肉芽组织。

⑤根尖切除后可以提供进入根管系统的通路。

⑥可以更清楚评估根尖封闭情况。

⑦便于重新建立根尖封闭。

⑧便于评估判断根纵裂的情况。

根尖截除 3mm 的观点源自一篇根尖解剖的文献研究。研究结果显示，根尖 3mm 包含了牙根 98% 的根管分歧和 93% 的侧支根管。判断截根是否完全，还需要借助亚甲基蓝染色后高倍显微镜下观察。截根不完全是手术失败的最常见原因之一。

关于截根角度，传统根尖手术建议截根角度与牙长轴呈 45°～ 60°，这主要是为了方便器械能在直视下操作，没有任何生物学基础。而截根角度越陡出问题可能性越大，如损伤或者过多去除颊侧骨板，导致舌侧根尖切除不完全，甚至会漏截舌侧根管。在实际操作中，术者的角度和视野限制，可能会出现更大的倾斜角度，这样增加了根尖倒预备时根管侧穿的风险。相反的，显微根尖手术要求截根角度垂直于牙长轴。

高倍放大视野下检查根尖也是显微手术所特有的，细致的镜下检查可以发现非手术治疗失败的原因和可疑情况，牙科显微镜恰好可以提供检查所需的高放大率和高亮度光源，一般是选择放大倍数在 14 ～ 25 倍，同时需要专用的显微冲洗器进行冲洗和干燥。干燥的截根表面用 1% 的亚甲基蓝染色，然后将显微口镜与截根表面呈 45°角，在显微镜下仔细检查显微口镜反射的图像。

除此之外，对于根尖的评估不仅局限于截根断面，整个牙根侧表面也需要检查，尤其是术前影像显示根侧周病变且沿牙根轴向扩展的病例，根纵裂、侧穿、侧支根管等都有可能存在。

（4）根管峡部的处理

所谓根管峡部是两个根管之间的一条窄而细小的不规则连接空间，包含牙髓及相关组织。峡部是根管系统的一部分，并非一个独立的部分。在根管治疗中，峡部的清理、预备、充填都很难完善，在行根尖手术时，术者应该意识到根尖截除 3mm 后，80% ～ 90% 的磨牙、前磨牙根管峡部暴露。在对下颌磨牙近中根根尖切除后的扫描电镜观察中，11 例中有 10 例都发现了峡部。这也说明仅仅切除根尖是不够的，根管及峡部的倒预备和倒充填必不可少。根管和峡部倒预备深度均为 3mm，宽度不能过度预备，传统根尖手术的主要失败原因是无法用球钻和银汞合金对根尖峡部进行倒预备和倒充填。

（5）根尖倒预备

根尖倒预备的目的是去除旧充填材料、刺激物及根管系统的残留物质，制备一个洞形便于进行倒充填，理想的根尖倒预备是至少深 3mm 的Ⅰ类洞形，洞壁平行，显然传统手术的球钻不能满足临床要求。

应用超声倒预备时，超声的品牌和工作尖类型都不重要，关键是如何使用超声工作尖，关键的关键是倒预备时手法要轻柔，越是轻柔，其切割效率越高。如果超声工作尖遇到阻力，就会产生刺耳的高频声音，意味着工作尖可能正在切割牙本质。遇到这种情况时，术者应暂停倒预备，在低倍显微镜下检查工作尖和牙根长轴是否平行，再重新开始。根尖倒预备完成后，需用加热的器械将根尖牙胶压实，干燥后显微口镜进行检查，标准是干净整洁的Ⅰ类洞形、无杂质和根充材料残留。

进行显微镜下根尖倒预备的要点有：

①在低倍镜下，将合适的超声工作尖在牙弓颊侧与牙根长轴平行。

②4～8倍大视野确认工作尖与牙根长轴平行。

③对准工作尖后，在10～12倍视野中进行倒预备。

④超声工作尖轻柔摆动，短距离前后上下颤动最有效。

⑤间断性颤动效果好过连续施加压力。

（6）根尖倒充填

根尖倒充填是手术的最后关键步骤，骨腔充分的止血和倒预备洞形干燥极为重要。将肾上腺素棉球留在骨腔底部，既可以止血，也可以阻止倒充填材料碎屑掉入根尖周骨组织。

在过去的几十年里，各种各样的材料都曾用于根尖倒充填，包括银汞合金、氧化锌水门汀、玻璃离子水门汀、复合树脂、IRM、SuperEBA、MTA等。尽管所有的这些材料都达不到理想修复材料的要求，但MTA已经被广泛作为根尖倒充填材料。20世纪90年代，MTA被发明之初就是应用在根尖外科手术中的倒充填，现如今，MTA已应用于各种临床操作。与其他材料相比，MTA应用在根尖倒充填有着优异的生物相容性和促进组织再生能力。

最近几年，学者们开始应用许多基于硅酸三钙的新型生物活性材料进行根尖倒充填，这类材料可以释放氢氧化钙。这类材料包括 Biodentine（Septodont，Saint-Maur-desfosses，France），Bioaggregate（Innovative Bioceramix Inc，Vancouver，Canada），EndoSequence Root Repair Material（ERRM）和 Root Repair Putty（ERRP）（Brasseler USA，Savannah GA）。其中，ERRM ERRP 是同一材料的不同形式。这类材料都具有出色的尺寸稳定性、机械强度高、pH 高、X 线阻射性可靠和亲水性好。体外研究表明，ERRM 和 ERRP 与 MTA 的细胞毒性反应近似，也就是说它们都具有良好的生物相容性。体外研究还发现，生物陶瓷根修复材料（Root Repair Material，RRM）具有与 MTA 相似的抗菌和封闭性能。最近的动物研究表明，相较于 MTA，RRM 能更好地诱导截根表面的组织愈合反应。RRM 的组织愈合优势是通过 CBCT 和 MicroCT 观察到的。

现代显微根尖手术与传统手术亦有区别（表 1）。

表 1 现代显微根尖手术与传统手术的主要区别

	传统手术	显微手术
切口设计	半月形、弧形切口	角形、矩形、龈缘下切口
骨窗大小	8～10mm	3～4mm
截根斜度	45°～65°	0～10°
截根断面观察	无	有

续表

	传统手术	显微手术
峡部的处理	难以实现	可倒预备、倒充填
根尖倒预备	很少在根管内	主要在根管内
倒预备器械	球钻	超声工作尖
倒充填材料	银汞合金	MTA
缝合	4-0 丝线	5-0、6-0 单股尼龙线
拆线时间	术后 7 天	术后 2～3 天
成功率（1 年）	40%～90%	85%～97%

44. 根尖外科手术的预后和治疗效果评价

十几年前，根尖外科手术遇到很多质疑的观点，主要原因在于大家对牙齿根尖解剖认识的匮乏和传统根尖手术成功率有限。得益于牙科手术显微镜、超声治疗仪、显微手术器械和具有生物相容性的倒根充材料逐渐应用，现代显微根尖手术采用全新理念和全新的技术，获得了良好的治疗效果和较高的成功率，当然，较高的成功率源自于高放大倍数、高亮度下清晰的手术视野和显微手术器械精确的操作。有文献报道，显微根尖手术后 1 年成功率为 96.8%，5～7 年成功率在 91.5%。

为了获得成功的治疗效果，观察到根尖病变逐渐愈合缩小，术后远期预后良好，根尖手术的病例选择也很关键。Kim E 将根尖手术分为 A～F 6 类，A～C 类是指早期根尖病变，D～F 类指的是牙周组织受累。Kim E 在随访中发现 A ～ C 类情况手术成功率为 95.2%，D ～ F 类情况手术成功率为 77.5%。当根尖病变与牙周连通时，应该同期行再生性治疗技术，如引导性骨再生术（GBR）、引导性组织再生术（GTR）。对于一些牙周－牙髓联合病变的牙齿，显微根尖手术配合再生性技术为患者提供了一种试保留的方案。

45. 根尖手术中的注意事项

（1）冠根比

根尖手术中需截除根尖 3mm，行根尖倒预备、倒充填，所以，残冠残根的保留不得不考虑冠根比，术前借助 CBCT 对患牙进行全面评估。对于前牙和前磨牙，根尖手术后至少保留 1：1 的冠根比；对于磨牙，仅限于 1 ～ 2 个颊侧根尖手术可以不必过多追求冠根比协调。另外 2 个涉及冠根比的因素是患者牙周情况和全口天然牙余留情况。若患者存在慢性牙周炎及广泛牙槽骨吸收，术后冠根比失调可能出现牙齿松动加剧，甚至脱落。若患者全口余留牙健全，牙周健康，个别单根牙齿行根尖手术后冠根比不足 1：1 时，可尝试调低咬殆，嘱患者勿咬硬物，姑息观察。

（2）患者全身情况评估

作为口腔科医生，很多时候都会犯一个错误，就是治疗前过多关注口腔局部和牙齿疾病，而忽略对患者全身情况和精神状况的考虑。口腔疾病和全身健康有着密不可分的联系，因此，对每

一个进行口腔治疗的患者均需要全面的全身健康状况评估。根尖外科手术前需要重点关注的全身问题包括:

①高血压

高血压涉及术中、术后出血,需要按内科医师会诊要求,服药控制血压在正常范围内方可行根尖手术,术后定期监控。

②糖尿病

血糖指数涉及口腔感染控制、术区愈合等,术前需请内科医师会诊,控制血糖指标在正常范围内方可行根尖手术,术后定期监控。

③先天性心脏病、免疫系统疾病

这类患者自身免疫力较弱,除了做好术前消毒、术中无菌操作外,术前应用口腔抗生素预防细菌性心内膜炎,疾病并不是手术的绝对禁忌证。

④骨质疏松、恶性肿瘤

骨质疏松患者以更年期女性多见,多存在服用双膦酸盐类药物(俗称保骨药)的情况,具体药物名称和剂量不同。而恶性肿瘤患者出现骨转移后常使用静脉输液或者肌肉注射双膦酸盐类药物,用药剂量、用药时间及剂量调控因人而异。以上两类患者均是应用双膦酸盐类药物,全身骨代谢和钙磷平衡受到破坏,从而影响根尖手术术后的骨愈合,不建议行根尖手术。

(3)术前术后维护

①术前2小时口服布洛芬400~600mg,减轻术中术后疼

痛，口服抗生素预防感染性心内膜炎。

②术后即刻拍摄 X 线片。

③术后口服甲硝唑（替硝唑）、阿莫西林（头孢类）3～5天，预防术后感染。

④ 0.12% 复方氯己定含漱（术后 7 日，3 次/天）。

⑤冷敷（术后 24 小时）。

⑥术后 3 个月、6 个月、12 个月定期拍 X 线片复查。

46. 本章精要

高成功率的常规根管治疗与高成功率的显微根尖手术结合应用，几乎所有的牙体牙髓病变都可以成功治愈，随着越来越多新技术、新材料投入使用，显微根尖手术的发展越来越成熟，能够挽救残冠残根的适应证也会越来越广泛，治疗效果越来越好，必将得到国内牙体牙髓病学界的重视。

参考文献

1. Velvart P.Papilla base incision: a new approach to recession-free healing of the interdental papilla after endodontic surgery.Int Endod J，2002，35（5）：453-460.

2. Velvart P，Ebner-Zimmermann U，Ebner JP.Comparison of long-term papilla healing following sulcular full thickness flap and papilla base flap in endodontic surgery. Int Endod J，2004，37（10）：687-693.

中国医学临床百家

3. Kim, Syngcuk. Color atlas of microsurgery in endodontics. W.B. Saunders, 2001.

4. Cohen S, Burns R. Pathways of the pulp. 8th edition. St Louis (MO): Mosby, 2002: 683–721.

5. Nair PN, Henry S, Cano V, et al.Microbial status of apical root canal system of human mandibular first molars with primary apical periodontitis after "one-visit" endodontic treatment.Oral Surg Oral Med Oral Pathol Oral Radiol Endod, 2005, 99 (2): 231-252.

6. Bodrumlu E.Biocompatibility of retrograde root filling materials: a review.Aust Endod J, 2008, 34 (1): 30-35.

7. Grech L, Mallia B, Camilleri J.Characterization of set Intermediate Restorative Material, Biodentine, Bioaggregate and a prototype calcium silicate cement for use as root-end filling materials.Int Endod J, 2013, 46 (7): 632-641.

8. Damas BA, Wheater MA, Bringas JS, et al.Cytotoxicity comparison of mineral trioxide aggregates and EndoSequence bioceramic root repair materials.J Endod, 2011, 37 (3): 372-375.

9. Hirschman WR, Wheater MA, Bringas JS, et al.Cytotoxicity comparison of three current direct pulp-capping agents with a new bioceramic root repair putty.J Endod, 2012, 38 (3): 385-388.

10. Lovato KF, Sedgley CM.Antibacterial activity of endosequence root repair material and proroot MTA against clinical isolates of Enterococcus faecalis.J Endod, 2011, 37 (11): 1542-1546.

11. Nair U, Ghattas S, Saber M, et al.A comparative evaluation of the sealing ability of 2 root-end filling materials: an in vitro leakage study using Enterococcus faecalis.Oral Surg Oral Med Oral Pathol Oral Radiol Endod, 2011, 112 (2) : e74-e77.

12. Chen I, Karabucak B, Wang C, et al.Healing after root-end microsurgery by using mineral trioxide aggregate and a new calcium silicate-based bioceramic material as root-end filling materials in dogs.J Endod, 2015, 41 (3) : 389-399.

13. Kim S, Kratchman S.Modern endodontic surgery concepts and practice: a review.J Endod, 2006, 32 (7) : 601-623.

14. Zuolo ML, Ferreira MO, Gutmann JL.Prognosis in periradicular surgery: a clinical prospective study.Int Endod J, 2000, 33 (2) : 91-98.

15. Rubinstein RA, Kim S.Long-term follow-up of cases considered healed one year after apical microsurgery.J Endod, 2002, 28 (5) : 378-383.

16. Kim E, Song JS, Jung IY, et al.Prospective clinical study evaluating endodontic microsurgery outcomes for cases with lesions of endodontic origin compared with cases with lesions of combined periodontal-endodontic origin.J Endod, 2008, 34 (5) : 546-551.

（罗　强　郭　斌）

残冠残根的保存诊疗——牙周篇

前文提及，残冠残根多因患牙重度龋坏或折裂所致，以往临床处理方案多建议拔除。随着口腔材料和技术的发展，龈下残冠残根的疑难病例通过精确详尽的牙体保存序列治疗也可得以保留并修复，即在完善的根管治疗后，龈下残根需通过一定的方法使牙断缘暴露，以获得龈上牙体边缘，继而采取桩核冠修复。为提高患牙的保存率，在根向暴露残根断缘的牙周外科术式中，近几年临床采用牙周手术进行治疗。

断端位于龈下的残冠残根大多伴有牙龈炎症、增生，治疗时必须充分显露牙体断端，才能避免填充后出现牙周炎症，最终让患牙得以保留，否则会导致修复失败、患牙不能有效保留等后果。

47. 传统手术：牙龈切除术

在传统手术治疗中，牙龈切除术（gingivectomy）是主要方法。牙龈切除术步骤为：

①麻醉。

②消毒。

③标定手术切口位置：用牙周探诊检查牙周袋情况，标出袋底位置（印记镊法和探针法），确定切口位置。

④切口：使用 15 号刀片或斧形龈刀，在已定好的切口位置上，将刀刃斜向冠方，与牙长轴呈 45°角切入牙龈，直达袋底下方根面。

⑤龈上刮治器刮除切下的边缘龈组织和邻面牙间龈组织，彻底刮净牙面残留的牙石、病理肉芽组织及病变的牙骨质。

⑥修整不平整的牙龈表面。

⑦生理盐水冲洗创面，纱布压迫止血，外敷牙周塞治剂。

术后修复时机：约在牙龈切除术后 2 周临床上牙龈外观正常，正常龈沟建立。组织学上完全愈合则需 6～7 周。

牙龈切除术存在的问题：

①术后牙龈增生速度快，多数患者在牙体修复前牙龈又会恢复到原来水平。

②有术者在牙龈切除术后即刻或术后第 2 天就进行牙冠修复，但易导致患者慢性牙周炎反复发作、牙床红肿、疼痛难消，甚至导致修复失败。

究其原因，单纯的牙龈切除难以建立正常的生物学宽度（biologic width，BW），随后形成的修复体边缘位置会侵犯生物学宽度，机体会以骨吸收的方式试图将其重建，这种重建过程临床上表现为慢性牙龈炎或牙周炎。

48. 较为常用的牙冠延长术

牙冠延长术（crown lengthening surgery）是近年为残冠残根保留而创造修复条件的最常用的牙周手术，与传统牙龈切除术比较，更能满足修复要求，且牙龈的稳定性更强。该手术是以生物学宽度原理为基础的牙周手术，能够在龈沟底与牙槽骨嵴顶之间达到生物学宽度的距离，同时兼顾龈沟宽度，使修复后的冠边缘不侵犯生物学宽度，从而获得更好的治疗效果。

（1）牙冠延长术的适应证

①牙折裂达龈下，影响牙体预备、取模及修复。

②龋坏达龈下，根管侧穿或牙根外吸收在牙颈 1/3 处。

③修复体需重建生物学宽度及临床冠过短，修复体难以固位或无法粘贴正畸装置者。

（2）准确的术前评估

分析牙折或龋坏至龈下深度，如＞ 4.0mm，则不适合做牙冠延长术；龋坏至龈下深度＜ 3.0mm 为最佳手术深度；龋坏至龈下深度在 3.0 ～ 4.0mm 时，虽可顺利完成手术过程，但预后较差。术前评估主要包括对患牙牙周支持组织剩余量的判断、术后修复间隙及冠根比是否合理的判断、术后咬殆是否出现疼痛或者松动现象。其中患牙保留价值评估是手术进行的基础，无保留价值的牙冠或牙根不具有修复意义，即使进行手术，效果也不理想。此外，牙根短、牙冠与牙根比例不协调均影响手术效果。修复时间也要选择在术后 4～6 周，以保证牙齿修复效果和美观性。

（3）牙冠延长术步骤

①设计切口。

②翻瓣。

③骨修整，切除部分支持骨，使骨嵴高度位置能满足术后生物学宽度的需要，骨嵴顶需降至牙断缘根方至少 3mm 处。

④彻底根面平整，去除根面上残余牙周膜纤维。

⑤修剪龈瓣的外形和适宜的厚度。

⑥冲洗、压迫、止血，外敷牙周塞治剂。

（4）术后修复时机

应待组织充分愈合、重建后再开始，不宜过早。一般术后 4～6 周组织愈合，龈缘位置基本稳定；术后 6 周～6 个月，仍可有 < 1mm 的变化。最好能够在术后 1～2 周行暂时性龈上修复并引导牙龈愈合，重建龈缘外形。永久修复体在术后 6 周开始，涉及美容的修复应至少在术后 6 周后开始。

（5）牙冠延长术的优势

经手术降低龈缘位置，去除相应牙槽骨以暴露健康牙齿结构，在龈沟底与牙槽嵴顶间重建生物学宽度，提供足够的固有牙体组织，在修复体边缘、骨与软组织之间建立良好的关系，满足修复要求，使结合上皮向根方迁移至根面平整区根端水平，增加临床牙冠长度，保证患牙能制备出牙本质肩领，提高桩核冠的临床寿命，使术后牙龈不会重新增生，使桩冠的冠缘能位于合适的位置，有利于控制菌斑发生，为残冠残根获取足够的临床牙冠，进行桩核冠修复，取得较好的美观效果。

49. 后牙残冠残根合并根分叉病变

根分叉病变是指残冠残根的牙周病变，波及多根牙的根分叉区，在该处出现牙周袋、附着丧失和牙槽骨破坏。

根分叉由两部分组成：一是牙根分离区，即牙槽骨开始分离牙根的部位；二是凹槽区，指牙根分离区冠向的牙根部分。根分叉病变的分类（Glickman 分类）：Ⅰ度：牙周袋深达凹槽区，但根间牙槽骨完整。Ⅱ度：牙周袋深达牙根分离区，根间牙槽骨部分破坏，根分叉不能完全穿至对侧。Ⅲ度：牙周袋深达牙根分离区，根间牙槽骨破坏严重，牙槽骨完全贯通，但软组织部分覆盖根分叉入口。Ⅳ度：牙周袋深达牙根分离区，根间牙槽骨破坏严重，根分叉完全贯通，牙龈退缩严重至根分叉肉眼可见。

残冠残根根分叉病变治疗目的：①去除根分叉区的感染物质。②重建病变区的解剖形态，利于患者进行自我菌斑控制。

常见治疗方法如下：

（1）牙周非手术治疗

进行口腔卫生指导，使患者了解控制菌斑、保持口腔卫生在治疗中的重要作用；然后进行洁治、刮治和根面平整。

（2）根分叉病变的常规手术治疗

目的是控制炎症发展，恢复患牙功能。残冠残根根分叉病变牙的手术方法包括不涉及牙根的手术、牙根切除性手术和再生性手术。

①不涉及牙根的手术

A. 翻瓣术。依据附着龈的宽度，确保术后至少有 3mm 的附着龈，可分为根向复位瓣和改良 Widman 翻瓣术。翻瓣术目的是降低或消除牙周袋，同时对牙周支持骨组织进行必要修整。

B. 隧道成形术。目的是保留牙齿的正常牙髓与牙冠的形态。大部分隧道成形术更适用于垂直向根分叉区骨吸收。这种方法能有效暴露根分叉区，使软组织覆盖在牙骨质表面，从而能够为牙周清理工具提供足够空间，也避免牙龈增生。隧道成形术会增加发生根面龋的危险，应建议患者术后每天在牙根、牙本质暴露区域使用氟化物和洗必泰等。

②涉及牙根的牙根切除性手术

A. 分根术。仅适用于下颌磨牙残冠残根，根分叉区Ⅲ度或Ⅳ度病变。将下颌磨牙残冠残根连冠带根从正中沿颊舌方向截开，使其分离为近、远中两半，形成两个独立的类似单根牙的牙体。患牙先进行完善根管治疗，保证牙髓腔的髓室底与根分叉邻近区或接近区是无菌关闭的状态。

B. 截根术。将患有根分叉病变的多根牙中破坏最严重的 1～2 个牙根截除，用预留的牙冠和牙根继续行使功能。

牙根切除性手术最常见的并发症是牙髓病变和垂直性根折，因此临床上选择该类手术方法应慎重。

③再生性手术

再生性手术包括主要针对于Ⅱ度根分叉病变的 GTR 和主要针对Ⅲ度和Ⅳ度根分叉病变的 GBR。

对于残根和残冠，牙周是否健康，残冠残根周围是否有足够多的牙槽骨环绕可以支持修复，牙根是否不满足基本的长度或存在断裂等因素，都与治疗效果有关，只有牙周的组织、牙槽骨及剩余的牙根满足一定的条件，残根保存修复才可以达到良好的治疗效果。

在残冠残根修复完成后嘱患者加强口腔卫生，防止菌斑形成，预防龋齿及牙周病，以提高修复治疗的远期效果。

50. 本章精要

在临床上，对于有保留价值的患牙，在严格把握适应证的前提下，龈下残根可通过完善的根管治疗、牙周基础治疗、牙周手术治疗、桩核冠修复等一系列牙体保存的序列治疗手段而得以保留，对于非适应证患牙，应综合考虑其影响因素，并结合冠向牵引等方法联合治疗，方能取得保存患牙的效果。

参考文献

1. 张辉，丁越，孙晓菊，等 . 牙冠延长术在残根残冠修复中的临床疗效 . 中国实用美容整形外科杂志，2006，17（2）：109-111.

2. 孟焕新.普通高等教育"十一五"国家级规划教材 临床牙周病学.2版.北京：北京大学医学出版社，2014.

3. 曹采方.普通高等教育"十五"国家级规划教材 临床牙周病学.北京：北京大学医学出版社，2006：307.

4. 李月华，李尚峰.牙冠延长术修复残根残冠的疗效分析.中国美容医学，2015，24（18）：62-64.

5. 任艳萍，黄青，李歆，等.冠延长术在外伤前牙龈下残根桩冠修复中的应用.口腔医学，2013，33（3）：210-211.

6. 肖莉，刘艳川.牙冠延长术应用于磨牙缺损修复的临床评价.中国美容医学，2014，23（9）：756-757.

7. 张贤华，沈辉，杜岩，等.CBCT对下颌磨牙根分叉病变的评价.中华老年口腔医学杂志，2016，14（5）：279-281.

8. 周琦，葛少华，杨丕山.根分叉病变的手术治疗及其预后.中国实用口腔科杂志，2013，6（4）：208-211.

9. Huynh-Ba G，Kuonen P，Hofer D，et al.The effect of periodontal therapy on the survival rate and incidence of complications of multirooted teeth with furcation involvement after an observation period of at least 5 years: a systematic review.J Clin Periodontol，2009，36（2）：164-176.

10. Feres M，Araujo MW，Figueiredo LC，et al.Clinical evaluation of tunneled molars: a retrospective study.J Int Acad Periodontol，2006，8（3）：96-103.

（薛　芃　贾婷婷　郭　斌）

残冠残根的保存诊疗——正畸篇

51. 采用正畸方法辅助残冠残根的修复治疗

残冠残根在我国的发生率较高，保留牙根是临床医生和患者的共同愿望。外伤或根面龋导致的牙根损坏位于釉牙骨质界龈缘下时，保留这类前牙残根是口腔科医生比较棘手的问题。

（1）通过微小范围牙移动将错位的残冠残根牵引至正常的牙弓内

临床工作中常遇到前牙残冠残根牙根状况良好，但其在牙弓里的位置超出了修复治疗的适应证，如果因此拔除了这些还有利用价值的牙齿，将会造成难以弥补的遗憾和损失。这时，往往可以通过成人微小正畸牙移动这一技术来将这些错位的牙齿牵引到正常的牙弓内，使之与其他余留牙齿在位置上保持一致，为后续的固定或活动修复奠定基础。

充分利用正畸牙移动的生物力学原理，错位的残冠残根的移位治疗可以获得稳定的疗效，不易复发。有研究表明，通过微小范围牙移动后的牙齿，在经过 1～5 年后能够保持牙龈的健康，在 X 线片检查后无明显的牙根吸收和移位，牙槽嵴高度无明显变化，患者自觉移动后在残冠残根的基础上制作的修复体在美观、发音及咀嚼功能上与天然牙无异。

利用正畸技术可以实现天然牙根的保存，减少患者拔牙的痛苦，避免了牙拔除术后牙槽骨的进行性吸收，最大限度地恢复了患者要求的美观与功能，同时避免了对健康邻牙的损害。

但是同时需要注意到，微小范围牙移动对残冠残根的治疗存在治疗时间长、复诊次数多的特点。为此，在临床中需要充分与患者进行沟通，争取他们的理解和配合。

（2）通过正畸将龈下的残冠残根进行殆向牵引

为解决残根根面位置过低的问题，可采用残根的正畸牵引或外科牵引治疗。残根的正畸牵引是指利用残根近远中的邻牙为支抗，按照正畸治疗的方法和原则，将残根向咬殆面方向逐渐牵引，使根面到达龈上，再予以维持固定。

断根牙殆向牵引由 Heithersay 在 1973 年首次提出，即采用正畸联合修复治疗釉牙骨质界的牙折。最初采用的是活动矫治器，但由于不能精确地控制牙齿移动，后逐渐改进为目前的唇侧固定矫治器。在进行残根的牵引治疗中必须符合正畸的生物力学原则，伸长量不宜过多，一般不能超过 3mm，牵引速度不宜过快，且要保证保持固定时间，牵引后的修复要仔细消除早接触点。

残根牙正畸牵引术是利用机械外力牵拉牙根断端，使之暴露于牙龈缘之上，以便进行残根修复。对龈下残根牙进行殆向牵引的适应证包括：①单发性冠根折断，断面位于龈下 2 ～ 4mm，且无合并牙槽突骨折。②牵引牙为上颌前牙或前磨牙。③患牙牙根足够长，以保证牵引后修复的冠根比。④患牙牙根发育良好，无形态异常、无松动、牙根与牙槽骨无骨性粘连。⑤根尖周和牙周组织健康。

评价影响修复后牙根稳定性的主要因素之一是修复后冠根比是否符合生物力学设计原则，能否承受正常的咀嚼压力。假设正常前牙冠根比为 4/5，若残根断端位于龈下，传统治疗方法是去除 1 单位牙槽骨以暴露牙根，修复后冠根比变为 5/4，不符合生物力学设计原则，长期稳定性较差；若将牙根及牙周拉伸 1 个单位，然后手术去除被拉伸的牙槽嵴 1 个单位，使患牙牙槽边缘与邻牙一致，这样患牙修复后牙冠高度和正常牙相同，冠根比变为 4/4，符合生物力学设计原则。

保留龈下残根的治疗关键是增强桩冠固位力和牙根抗折力，预防牙周组织炎症。以往常采用的直接桩冠修复法深入牙龈下较深，破坏了原有的生物学宽度，易导致代偿性骨吸收、牙龈增生、牙周组织炎症等不良后果。正畸牵引过程中注意牵引力与牙长轴方向一致。及时调整，防止发生咬殆创伤。牵引力遵循持续轻力原则，一般以 30 ～ 50g 为宜，以患者自觉患牙轻微发胀、无明显疼痛、牙根无松动为度，同时可减少牙周组织的增生附着。如牵引力过大可能引起牙根吸收或松动；牵引时间过长可能导致邻牙压低或向患牙处倾斜；牵引力方向尽量通过患牙长轴，以保证患牙颊舌向位置与邻牙协调。保证足够的支抗力，防止两侧支抗牙向缺隙侧倾斜，引起修复间隙不足。青少年牙槽骨塑性改建速度快，牙根牵引所需时间短，中老年患者则相对较慢，在临床确定牵引强度和时间时应因人而异。牙根牵出可导致所附着的牙龈组织发生移动，为防止复发、保证修复体的效果美观，牵引后应进行牙冠延长术，以恢复正常牙龈形态。龈缘组织的生物学宽度平均值约为 2mm，因此牵引距离应为残根损坏处至牙槽嵴顶距离加生物学宽度 2mm，再加 1mm 以避免修复体边缘位于龈沟底。

综合研究结果及国内外相关研究，得出该治疗方法的适应证如下：

①残根断端位于龈下不超过 5mm。

②残根已经过完善的根管治疗，且牙根与牙槽骨无骨性粘连。

③残根一般仅限于前牙和前磨牙，磨牙则需行分根术。

④保证修复后冠根比 ≤ 1/1。

（3）采用正畸－牙周手术修复联合治疗方法治疗龈下残冠残根

牙体患有严重缺损的牙冠和牙根，经过牙体牙髓治疗或者牙周手术后，虽然根断面得以暴露，但仍不利于修复体与牙周组织建立生理的关系。对于断端位于龈下的残根，传统的修复治疗方法采用牙周手术的方式进行：一种方式是只对患牙进行龈切，但是龈切修复后患牙龈缘与邻牙不协调，临床牙冠较长，不利于美观；另一方式是出于龈缘一致的考虑，龈切包括左右邻牙，这种治疗虽然解决了龈缘一致的问题，但牺牲了几颗牙的牙周支持，而且龈切后正常邻牙的根面暴露易造成术后敏感。同时，临床牙冠过长、邻间隙缺少龈乳头充填，妨碍美观。

采用正畸 – 牙周手术 – 修复联合法治疗龈下残根，可保持牙周组织与邻牙协调性，保留龈乳头外观和功能，使牙龈与邻牙协调，效果美观且不会造成邻牙敏感。保存和修复残根可扩大固定义齿修复的适应证，保留牙周膜本体感受作用，保持对外界刺激的传入能力，并能有效避免牙槽骨萎缩，维持口腔生理功能。患者经正畸 – 牙周手术 – 修复联合治疗后，保存了原有的天然牙根，避免了拔牙后邻近健康牙的创伤性修复，且烤瓷冠的外观和咀嚼功能与天然牙无明显差异，最大程度地恢复了患牙的美观和生理功能。

牙体严重缺损患牙的基础治疗是残冠残根保存和修复利用的前提，治疗的各个环节都会影响其成败和经治牙的保存年限。因此，确保基础治疗的质量具有十分重要的意义。

52. 在正畸治疗中残冠残根的保留

目前，随着正畸矫治技术的不断发展，临床上成人正畸越来越多见。然而不可忽视的是，与青少年正畸不同，成人正畸患者中残冠残根存在的比例很高。所以，对于正畸医生来说，这些残冠残根和残冠残根所形成的桩冠修复体等是在正畸临床诊疗中必须要考虑的重要因素。而对残冠残根及其修复体的保留和应用将直接影响到正畸治疗计划的制定，如何合理的利用这些残冠残根也是成人正畸中的一个难点。

在成人正畸治疗中不可避免的会遇到一些残冠残根处理的问题。虽然在正畸治疗中，拔牙原则是首先考虑拔除有严重牙体组织缺损的残冠残根，但由于残冠残根保存修复技术的发展，对不必通过拔牙来获取间隙的正畸患者或出于前牙特殊形态美观的考虑，可保留前牙残根，待正畸结束后进行残根的桩核修复，这种治疗方法也取得了良好的效果。如果盲目拔除残根可能会影响正畸后的美观效果，且延长正畸治疗时间。如上颌前牙在不同牙位其形态各不相同，具有各自的美观特征，这种作用在邻牙之间是无法相互替换的。若在某些病例中，全部为上颌中切牙或侧切牙的残根，这些牙齿具有重要的美观作用，这些残根在正畸中一旦被拔除，则其替代邻牙往往要做全冠或贴面修复，才能达到前牙美观要求。

除了减数优先考虑之外，有相当部分的病例并不需要减数或患者要求修复–正畸联合治疗，在这些病例中桩冠修复在矫治计划中就显得尤为重要。采用桩冠修复与口腔正畸联合治疗，即利用桩冠作为正常牙冠进行正畸治疗，在成人正畸的临床上具有较高的应用价值。患者的残冠残根具有保留意义，可进行正畸治疗；对前牙桩冠保留的患者进行正畸治疗，可维持其牙列的对称美观；对后牙保留桩冠的患者进行正畸治疗，可形成有效的支抗。联合治疗桩冠与正畸治疗相辅相成，且可缩短正畸的疗程。

联合治疗中存在的主要疑问是残冠残根的移动。由于残冠残根的牙周牙体有异于正常的活髓牙，标准方丝弓矫治器所提供的矫治力是否同样适用于此类桩冠？有临床资料显示，经过合格牙体治疗的牙齿对正畸治疗没有禁忌，成功的根管治疗对正畸牙齿移动也没有影响。虽然桩冠在矫治移动过程中速度稍慢，但完全可承受正常的矫治力，也可以达到临床所需要的移动距离。牙在正畸力的作用下是可以伸出移动的，在此过程中牙槽嵴将会形成新骨，但伸出移动后需较长时间的保持以避免复发。

有关残冠残根及桩冠移动在正畸生物学方面的资料不多，这些问题有待于进一步探讨。

53. 本章精要

口腔正畸学充分利用牙槽骨的生物力学原理，在力的作用下使残冠残根在牙槽骨移动，这是通过正畸方法进行残冠残根保存治疗的基础。无论是采用正畸方法辅助残冠残根的修复治疗，还是在正畸治疗中残冠残根的保留都需要严格把握适应证。因为治疗周期稍长，治疗前必须与患者进行良好的沟通交流，使其认识到保留有价值的残冠残根的重要意义，以取得患者充分的信任和配合，使治疗达到最大的效果。

参考文献

1. 傅民魁. 普通高等教育"十一五"国家级规划教材 卫生部"十一五"规划教材 口腔正畸学 .5 版 . 北京：人民卫生出版社，2007.

2. 陈扬熙. 成人正畸治疗Ⅳ. 成人修复前正畸治疗和小范围牙移动治疗. 中华口腔医学杂志，2009，44（5）：310-313.

3. 牛忠英，施生根. 保存残根残冠的基础治疗. 继续医学教育，2007，21（22）：12-14.

4. 范莉，黄庆丰. 正畸－牙周手术－修复联合治疗保存残根的疗效观察. 上海口腔医学，2005，14（3）：231-233.

5. 裘松波，张萍，周燕 .11 例正畸患者上颌前牙残根的保存治疗. 重庆医学，2006，35（8）：739.

（刘璟珑　郭　斌）

残冠残根治疗预后

当残冠残根发生后，大量口腔细菌通过髓腔和根管侵入根尖，进而引起根尖的炎性反应。目前针对根尖周病损较大、牙周情况不良的残冠残根需要进行拔除；针对牙周情况较好、根尖周病损不大的残冠残根可以先进行彻底的根管治疗，然后可通过根管打桩进行修复，最后进行全冠修复，恢复其外型和功能。

桩核治疗是目前保留患者残冠残根的主要方法之一。主要通过将桩核插入损伤的根管内以获得固位的一种修复方法，主要步骤为根管充填残冠残根，并将根管制备成桩孔，采用合适桩固定后，在桩上进行冠恢复的修复体。但有研究发现根管填充后的桩修复不是必须的，上颌前磨牙完善的根管治疗后进行无桩修复，其抗折性与金属桩或玻璃纤维桩修复后比较差异不明显。有研究结果表明，遵循严格而标准的根管治疗和修复操作规范，在平均超过 5 年的观察期内，单根或多根根管充填的牙齿作为固定修复体的基牙可以获得高的留存率（93.3%）和低的并发症发生率。

同时，有研究对剩余牙本质的高度达到临床牙冠 2/3、预备后轴壁的厚度＞2mm 的患牙进行无桩修复，尤其是上下颌的磨牙，出于患者经济的原因和口内操作的因素考虑，可以直接进行金属的嵌体冠修复。实验中进行的有桩加强修复和无桩修复在平均不小于 5 年的观察期内分别获得了相似的留存率。在实施高质量的根管治疗和规范的修复操作技术的前提下，无论是玻璃纤维桩修复，还是铸造金属桩核修复或无桩修复的基牙，在超过 5 年的观察期内都能获得较高的留存率，但并发症尤其是根折裂应引起足够的重视。采用玻璃纤维桩核与铸造金属桩核修复残冠残根及无桩修复根管均有较好临床疗效，其中玻璃纤维桩核对牙齿健康指数的改善效果更好。

临床上还会遇到残冠残根边缘位于龈下的情况，这类残冠残根多伴有牙龈炎症、增生，必须充分显露牙体断端，才能避免填充后出现牙周炎，最终才能让患牙得以保留，否则将导致修复失败。这个时候会考虑采用牙冠延长术。有研究显示，牙冠延长术联合玻璃纤维桩修复前牙冠残冠残根，可有效保留、修复患牙，保证牙周组织的健康，符合生物学要求，能有效提高患者生活质量与满意度。同时牙冠延长术在患牙残冠残根治疗中效果更加理想，具有修复时间短、牙齿损伤小、修复体稳定等优点，可在临床上进行推广与使用。牙冠延长术用于残冠残根的修复，避免了活动修复体所致不便及固定修复体引起的邻牙损伤，修复时间短，修复体稳定，且有利于保持修复牙周围组织健康、口腔美观及功能修复，临床效果满意。临床应严格适应证的选择，提高治疗效果。

54. 本章精要

目前对于患者残冠残根的治疗技术已经非常成熟，面对各种类型的残冠残根，重点在于适应证的选择和完善的治疗方案。结合中国人民解放军总医院口腔医学中心长期以来进行残冠残根保存治疗的经验，笔者认为在具有保留价值的残冠残根上进行完善的根管治疗和牙周系统性治疗，对其延长患牙使用时间和获得良好的预后效果具有积极的意义。

参考文献

1. 杨建国，蒲佳欣.玻璃离子、光固化材料充填乳牙龋齿疗效的临床对比观察.医学临床研究，2010，27（12）：2349-2350.

2. 王岩松.玻璃纤维桩和铸造金属桩核修复前牙残根残冠的临床疗效.中国美容医学杂志，2011，20（z3）：78.

3. Fokkinga WA，Le Bell AM，Kreulen CM，et al.Ex vivo fracture resistance of direct resin composite complete crowns with and without posts on maxillary premolars. Int Endod J，2005，38（4）：230-237.

4. Ellner S，Bergendal T，Bergman B.Four post-and-core combinations as abutments for fixed single crowns: a prospective up to 10-year study.Int J Prosthodont，2003，16（3）：249-254.

5. Creugers NH，Kreulen CM，Fokkinga WA，et al.A 5-year prospective clinical study on core restorations without covering crowns.Int J Prosthodont，2005，18（1）：40-41.

6. Creugers NH，Mentink AG，Fokkinga WA，et al.5-year follow-up of a prospective clinical study on various types of core restorations.Int J Prosthodont，2005，18（1）：34-39.

7. 马洪学，申丽丽，刘琨，等 . 玻璃纤维桩核与铸造金属桩核修复残根残冠及无桩修复牙体的临床效果评价 . 华西口腔医学杂志，2013，31（1）：45-48.

8. 叶莲妹，林萍 . 不同牙体修复方式临床疗效观察 . 西部医学，2015，27（11）：1651-1652，1656.

9. 李兵 . 牙冠延长术联合玻璃纤维桩修复前牙残根残冠的效果分析 . 中外医疗，2015，34（30）：61-62.

10. 尚雪，白佳宁 . 牙冠延长术修复残根残冠的效果观察 . 中国现代药物应用，2017，11（14）：60-61.

11. 李月华，李尚峰 . 牙冠延长术修复残根残冠的疗效分析 . 中国美容医学，2015，24（18）：62-64.

（董溪溪　郭　斌）

特别致谢

　　本书的出版得到了中国人民解放军总医院口腔医学中心的大力支持，尤其是罗强医生与陈飞医生，年轻的团队有着最蓬勃的朝气，飞度的年华在见证我们的共同成长与进步，在此特表示诚挚的谢意！

　　　　王一珠　王译凡　刘璟珑　许来青　李至睿

　　　　吴　昊　陈　飞　罗　强　袁一方　贾婷婷

　　　　黄　阳　董溪溪　薛　芃

出版者后记
Postscript

科学技术文献出版社自 1973 年成立即开始出版医学图书，40 余年来，医学图书的内容和出版形式都发生了很大变化，这些无一不与医学的发展和进步相关。《中国医学临床百家》从 2016 年策划至今，感谢 600 余位权威专家对每本书、每个细节的精雕细琢，现已出版作品近百种。2018 年，丛书全面展开学科总主编制，由各个学科权威专家指导本学科相关出版工作，我们以饱满的热情迎来了《中国医学临床百家》丛书各个分卷的诞生，也期待着《中国医学临床百家》丛书的出版工作更加科学与规范。

近几年，中国的临床医学有了很大的发展，在国际医学领域也开始崭露头角。以北京天坛医院牵头的 CHANCE 研究成果改写美国脑血管病二级预防指南为标志，中国一批临床专家的科研成果正在走向世界。但是，这些权威临床专家的科研成果多数首先发表在国外期刊上，之后才在国内期刊、会议中展现。如果出版专著，又为多人合著，专家个人的观点和成果精华被稀释。为改变这种零落的展现方式，作为科技部所属的唯一一家出版机构，我们有责任为中国的临床医生提供一个系统展示临床研究成果的舞台。为此，我们策划出版了这套高端医学专著——《中国医学临床百家》丛书。

"百家"既指临床各学科的权威专家，也取百家争鸣之义。

丛书中每一本书阐述一种疾病的最新研究成果及专家观点，按年度持续出版，强调医学知识的权威性和时效性，以期细致、连续、全面展示我国临床医学的发展历程。与其他医学专著相比，本丛书具有出版周期短、持续性强、主题突出、内容精练、阅读体验佳等特点。在图书出版的同时，同步通过万方数据库等互联网平台进入全国的医院，让各级临床医师和医学科研人员通过数据库检索到专家观点，并能迅速在临床实践中得以应用。

在与作者沟通过程中，他们对丛书出版的高度认可给了我们坚定的信心。北京协和医院邱贵兴院士说"这个项目是出版界的创新……项目持续开展下去，对促进中国临床学科的发展能起到很大作用"。中国人民解放军第二军医大学孙颖浩校长表示"我鼓励我国的泌尿外科医生把自己的创新成果和宝贵的经验传播给国内同行，我期待本丛书的出版"；北京大学第一医院霍勇教授认为"百家丛书很有意义"。我们感谢这么多临床专家积极参与本丛书的写作，他们在深夜里的奋笔，感动着我们，鼓舞着我们，这是对本丛书的巨大支持，也是对我们出版工作的肯定，我们由衷地感谢作者的支持与付出！

在传统媒体与新兴媒体相融合的今天，打造好这套在互联网时代出版与传播的高端医学专著，为临床科研成果的快速转化服务，为中国临床医学的创新及临床医师诊疗水平的提升服务，我们一直在努力！

科学技术文献出版社